北京市 2013 年度

卫生与人群健康状况

报告

北京市人民政府

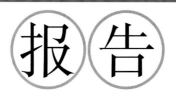

人民卫生出版社

图书在版编目（CIP）数据

2013 年度北京市卫生与人群健康状况报告 / 北京市人民
政府编著 . —北京：人民卫生出版社，2014
ISBN 978-7-117-19345-0

I. ① 2⋯ II. ①北⋯ III. ①卫生状况 – 调查报告 – 北京
市 –2013 ②居民 – 健康 – 调查报告 – 北京市 –2013 IV. ①R195

中国版本图书馆 CIP 数据核字（2014）第 128344 号

| 人卫社官网 | www.pmph.com | 出版物查询，在线购书 |
| 人卫医学网 | www.ipmph.com | 医学考试辅导，医学数据库服务，医学教育资源，大众健康资讯 |

2013 年度北京市卫生与人群健康状况报告

编　　著：北京市人民政府
出版发行：人民卫生出版社（中继线 010-59780011）
地　　址：北京市朝阳区潘家园南里 19 号
邮　　编：100021
E - mail：pmph @ pmph.com
购书热线：010-59787592　010-59787584　010-65264830
印　　刷：北京盛通印刷股份有限公司
经　　销：新华书店
开　　本：889×1194　1/16　　印张：9
字　　数：202 千字
版　　次：2014 年 6 月第 1 版　2014 年 8 月第 1 版第 2 次印刷
标准书号：ISBN 978-7-117-19345-0/R · 19346
定　　价：68.00 元
打击盗版举报电话：010-59787491　E-mail：WQ @ pmph.com
（凡属印装质量问题请与本社市场营销中心联系退换）

目　录

一、人口基本情况

二、慢性非传染性疾病及相关危险因素

三、传染病发病情况

四、残疾人口状况

五、精　神　疾　病

六、儿童青少年健康状况

七、健　康　素　养

八、医疗卫生服务

九、健康环境状况

十、健康期望寿命

十一、分区县指标

十二、附件　指标说明

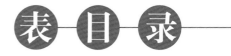

表 目 录

图 目 录

一、人口基本情况[1]

1. 常住人口[2]

2013 年底北京市常住人口为 2114.8 万人,比 2012 年增加 45.5 万人,增长率为 2.2%。其中在京居住半年以上的非京籍人口为 802.7 万人,比 2012 年增加 28.9 万人,增长率为 3.7%。在京居住的非京籍人口占常住人口的比重从 2012 年的 37.4% 上升到 2013 年的 38.0%。

2. 户籍人口

2.1 人口数量

2013 年北京市户籍人口为 1316.3 万人,其中男性 660.4 万人,女性 655.9 万人;非农业人口 1065.0 万人,农业人口 251.3 万人。户籍人口比 2012 年(1297.5 万人)增加 18.8 万人。

60 岁及以上老年人口为 283.2 万人,占户籍人口的 21.51%;65 岁及以上老年人口为 195.7 万人,占户籍人口的 14.9%。

2.2 出生和死亡情况

2.2.1 出生情况[3]

2013 年北京市户籍人口出生数为 127 015 人,其中男性 65 377 人,女性 61 636 人,性别不明 2 人。男女出生性别比为 106:100。出生人数比 2012 年(132 227 人)减少 5212 人,其中男性减少 3021 人,女性减少 2188 人。

2013 年北京市户籍人口出生率为 9.72‰,其中男性出生率为 9.97‰,女性出生率为 9.47‰,与 2012 年(10.27‰)相比下降 5.4%。

1　资料来源于北京市公安局、北京市统计局。本报告中城区是指东城、西城、朝阳、海淀、丰台和石景山,郊区(县)是指门头沟、房山、通州、顺义、大兴、昌平、平谷、怀柔、密云和延庆。
2　常住人口是指在过去一年内在京累计居住超过 6 个月的人口。
3　资料来源于医院产科质量年报。

2.2.2 死亡情况[4]

2.2.2.1 全人群死亡情况

2013年北京市户籍人口共死亡80 113人,总死亡率为6.13‰,比2012年(6.01‰)上升2.0%。

2013年北京市居民标化死亡率[5]为3‰,比2012年(2.75‰)上升9.09%。

2013年北京市户籍人口婴儿死亡率为2.33‰,比2012年(2.87‰)下降18.82%。

2013年北京市户籍人口5岁以下儿童死亡率为2.89‰,比2012年(3.29‰)下降12.16%。

2013年北京市户籍人口孕产妇死亡率为9.45/10万,比2012年(6.05/10万)升高56.20%。

2.2.2.2 死亡年龄和性别分布

2013年北京市户籍人口男性死亡44 892人,女性死亡35 221人,死亡性别比为127∶100。男性死亡率6.84‰,标化死亡率为3.29‰,女性死亡率5.41‰,标化死亡率为2.71‰,男性高于女性。在全部死亡人数中,15岁以下儿童死亡人数占总死亡人数的0.68%;15至64岁组人群占22.44%,65岁及以上老年人口占76.88%(见图1)。

2.2.2.3 主要死因分析

2.2.2.3.1 总体情况

2013年北京市居民的主要死亡原因为慢

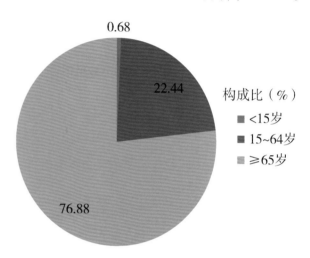

图1 2013年北京市户籍居民死亡年龄构成

性非传染性疾病,前三位死因分别为恶性肿瘤、心脏病和脑血管病,共占全部死亡的74.0%(见表1、图2)。与2012年相比,除呼吸系统疾病、损伤和中毒死亡率下降外,其他疾病死亡率都有所上升。

表1 2013年北京市户籍居民主要死亡原因顺位和死亡率

顺位	死因	死亡率 (1/10万)	标化率 (1/10万)	构成比 (%)	与2012年 比增幅(%)
1	恶性肿瘤	165.04	86.97	26.92	2.53
2	心脏病	156.60	71.60	25.55	3.82
3	脑血管病	131.98	61.17	21.53	2.30
4	呼吸系统疾病	57.92	23.92	9.45	−2.47
5	损伤和中毒	22.39	14.46	3.65	−1.72
6	内分泌、营养和代谢及免疫疾病	18.43	9.49	3.01	5.94
7	消化系统疾病	16.43	8.06	2.68	0.05
8	神经系统疾病	7.61	4.29	1.24	2.09
9	泌尿生殖系统疾病	5.04	2.51	0.82	3.97
10	传染病	4.66	2.58	0.76	1.08

---

4 资料来源于各级医疗卫生机构填报的居民死亡医学证明书。
5 标准人口采用第五次全国人口普查数据。

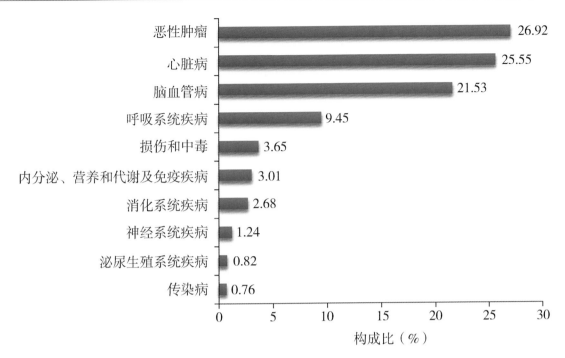

图2　2013年北京市户籍居民主要死亡原因顺位及构成

恶性肿瘤

2013年北京市户籍居民恶性肿瘤死亡率为165.04/10万,较2012年上升2.53%。自2007年至今,恶性肿瘤已连续七年成为北京市的首位死因,2013年恶性肿瘤死亡占总死亡的26.92%;其中肺癌、肝癌、结肠直肠和肛门癌列为恶性肿瘤死亡的前三位,分别占恶性肿瘤死亡的31.26%、10.65%和9.78%(见图3)。

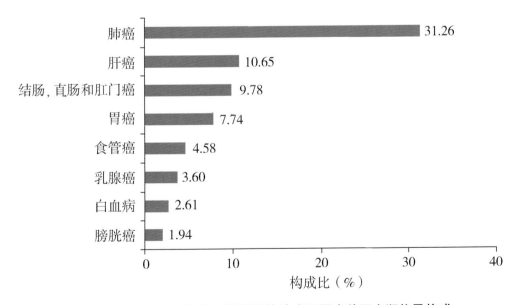

图3　2013年北京市户籍居民恶性肿瘤不同病种死亡顺位及构成

男性恶性肿瘤死亡率为194.91/10万,女性为134.93/10万。男性恶性肿瘤死亡前三位依次是肺癌、肝癌、结肠直肠和肛门癌,共占男性恶性肿瘤死亡的55.93%;而女性前三位依

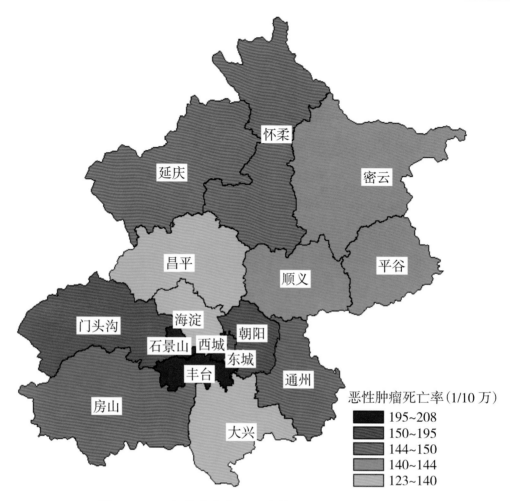

恶性肿瘤死亡率（1/10 万）

■ 195~208
▨ 150~195
▨ 144~150
▨ 140~144
▨ 123~140

图 4　2013 年北京市各区县户籍居民恶性肿瘤死亡率

次是肺癌、结肠直肠和肛门癌、乳腺癌，共占女性恶性肿瘤死亡的 46.82%。

心脏病

2013 年北京市户籍居民心脏病死亡率为 156.60/10 万，较 2012 年上升 3.82%。心脏病为第二位死因，占总死亡的 25.55%，其中急性心肌梗死和其他冠心病死亡占心脏病死亡的 89.67%。

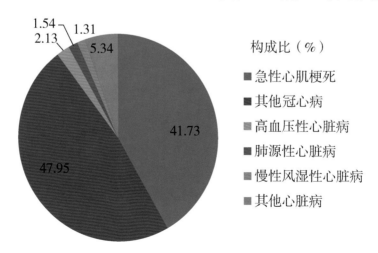

构成比（%）

■ 急性心肌梗死
■ 其他冠心病
▨ 高血压性心脏病
■ 肺源性心脏病
▨ 慢性风湿性心脏病
■ 其他心脏病

图 5　2013 年北京市户籍居民心脏病死亡构成

　　2013 年男性心脏病死亡率为 166.07/10 万,女性为 147.05/10 万。男性心脏病死亡中,急性心肌梗死占 43.75%,其他冠心病占 45.59%;而女性心脏病死亡中急性心肌梗死占39.41%,其他冠心病占 50.63%。

脑血管病

　　2013 年北京市户籍居民脑血管病死亡率为 131.98/10 万,较 2012 年上升了 2.30%。脑血管病为第三位死因,占总死亡的 21.53%。脑血管病死亡以脑血管病后遗症、脑梗死、脑出血为主,共占脑血管病死亡的 95.19%。

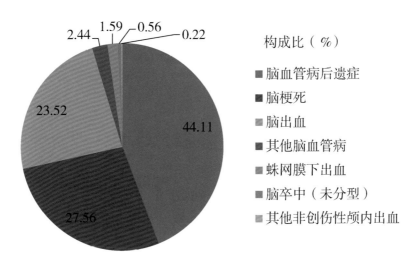

图 6　2013 年北京市户籍居民脑血管病死亡构成

　　2013 年男性脑血管病死亡率为 146.62/10 万,女性为 117.21/10 万。男性脑血管病前三位死因是脑血管病后遗症、脑梗死和脑出血,分别占男性脑血管病死亡的 44.00%、26.61%和 24.99%;女性脑血管病前三位死因与男性相同,分别占女性脑血管病死亡的 44.25%、28.77% 和 21.65%。

传染病

　　2013 年北京市户籍居民传染病死亡率为 4.66/10 万,为第十位死因,比 2012 年(4.61/10万)上升 1.08%。其中男性为 6.36/10 万,女性为 2.95/10 万。

　　2013 年传染病死亡占总死亡的 0.76%。传染病死亡主要以病毒性肝炎和呼吸道结核为主,共占传染病死亡的 75.21%。

　　2.2.2.3.2　性别分布

　　男女死因顺位不同。男性前三位死因是恶性肿瘤、心脏病、脑血管病;女性是心脏病、恶性肿瘤和脑血管病。在前十位死因中,除内分泌、营养和代谢及免疫性疾病男性低于女性外,其他 9 种死因都是男性高于女性(见表 2)。

　　2.2.2.3.3　年龄分布

　　北京市 0 岁组的前三位死因是围生期疾病、先天异常和呼吸系统疾病,死亡率依次为129.91/10 万、83.46/10 万和 14.96/10 万,占该年龄组死亡人数的 80.55%(见表 3)。

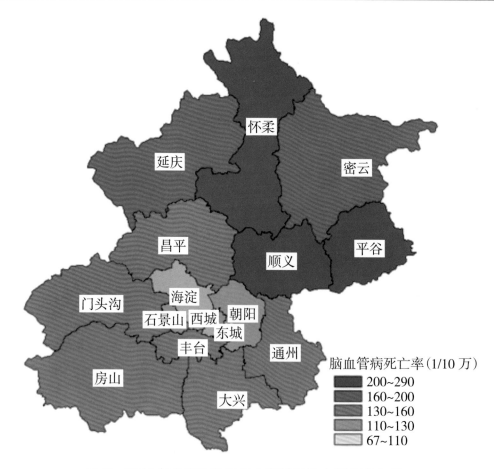

图7 2013年北京市各区县户籍居民脑血管病死亡率

脑血管病死亡率（1/10万）
- 200~290
- 160~200
- 130~160
- 110~130
- 67~110

表2 2013年北京市居民男性和女性主要死亡原因

顺位	男性			女性		
	死亡原因	死亡率（1/10万）	构成比（%）	死亡原因	死亡率（1/10万）	构成比（%）
1	恶性肿瘤	194.91	28.48	心脏病	147.05	27.17
2	心脏病	166.07	24.27	恶性肿瘤	134.93	24.93
3	脑血管病	146.62	21.43	脑血管病	117.21	21.66
4	呼吸系统疾病	65.83	9.62	呼吸系统疾病	49.95	9.23
5	损伤和中毒	27.30	3.99	内、营、代、免	18.91	3.50
6	消化系统疾病	18.87	2.76	损伤和中毒	17.44	3.22
7	内、营、代、免[6]	17.96	2.62	消化系统疾病	13.97	2.58
8	神经系统疾病	8.22	1.20	神经系统疾病	6.99	1.29
9	传染病	6.36	0.93	泌尿、生殖系病	4.92	0.91
10	泌尿、生殖系病	5.17	0.76	传染病	2.95	0.55

---

6 内、营、代、免表示内分泌、营养、代谢及免疫性疾病。

表3　2013年不同年龄组人群的前三位死亡原因比较

顺位	0岁组		1~14岁组		15~64岁组		65岁及以上组	
	死亡原因	构成比（%）	死亡原因	构成比（%）	死亡原因	构成比（%）	死亡原因	构成比（%）
1	围生期疾病	45.83	损伤和中毒	30.85	恶性肿瘤	38.69	心脏病	27.47
2	先天异常	29.44	恶性肿瘤	20.74	心脏病	19.69	恶性肿瘤	23.65
3	呼吸系统疾病	5.28	神经系统疾病	13.30	脑血管病	16.03	脑血管病	23.32

　　1~14岁组的前三位死因是损伤和中毒、恶性肿瘤、神经系统疾病,死亡率依次为5.13/10万、3.45/10万、2.21/10万,占该人群死亡人数的64.89%。在损伤和中毒中,由机动车辆交通事故和淹溺造成的意外伤害死亡占51.72%;恶性肿瘤中白血病死亡占28.21%。

　　15~64岁组的前三位死因顺位与2012年相同,依次为恶性肿瘤、心脏病、脑血管病,死亡率依次为68.84/10万、35.03/10万、28.53/10万,占该人群死亡人数的74.41%。恶性肿瘤仍以肺癌和肝癌为主,占41.33%。心脏病以急性心肌梗死为主,占47.02%。

　　65岁及以上组的前三位死因依次为心脏病、恶性肿瘤、脑血管病,死亡率分别为990.05/10万、852.43/10万、840.44/10万,占该人群死亡人数的74.44%。心脏病死亡中,急性心肌梗死占40.62%;肺癌居恶性肿瘤的首位,占恶性肿瘤死亡的33.91%。

2.2.2.4　死亡发生地点

　　2013年北京市户籍居民在医院病房死亡占总死亡人数的43.18%,院外死亡病人占56.82%,其中,在家死亡占院外死亡的70.30%,急诊室死亡占院外死亡的21.82%(见图8)。院外死亡的主要原因为心脏病和脑血管病,分别占院外死亡总数的33.04%和25.48%。

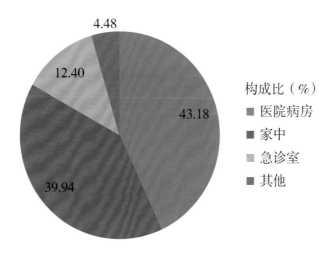

图8　2013年北京市户籍居民死亡地点构成

2.3 自然增长情况

2013 年北京市户籍人口自然增长率为 3.59‰，比 2012 年（4.25‰）下降 15.53%，男性和女性自然增长率分别为 3.12‰和 4.06‰。

2.4 期望寿命 [7]

2013 年北京市户籍居民期望寿命为 81.51 岁，比 2012 年（81.35 岁）上升 0.16 岁，其中男性 79.51 岁，女性 83.58 岁，女性高于男性 4.07 岁。

---

7 期望寿命计算采用蒋庆琅简略寿命表法。死亡数据来源于 2013 年北京市居民病伤死亡年报，人口数据来源于北京市统计局。

二、慢性非传染性疾病及相关危险因素

1. 恶性肿瘤[8]

1.1 总体情况

2012 年北京市户籍居民共报告恶性肿瘤新发病例 40 307 例,发病率为 313.02/10 万,比 2011 年(303.25/10 万)增长 3.22%。

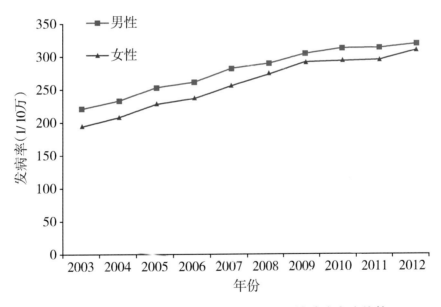

图 9　2003—2012 年北京市户籍居民恶性肿瘤发病趋势

1.1.1 发病顺位

2012 年男性恶性肿瘤新发病例中肺癌发病居第 1 位,其次是结直肠癌、肝癌、胃癌和前列腺癌;女性中乳腺癌发病居第 1 位,其次是肺癌、结直肠癌、甲状腺癌和子宫体癌(见图 10)。

8　2012 年北京市肿瘤登记数据覆盖北京市 16 个区县,上报的肿瘤发病资料为 2012 年 1 月 1 日到 2012 年 12 月 31 日。全部疾病的疾病分类编码采用 ICD-10(《国际疾病分类》第 10 版),肿瘤病理组织学类型编码采用 ICD-O-2(《国际疾病分类 - 肿瘤学》第 2 版)。

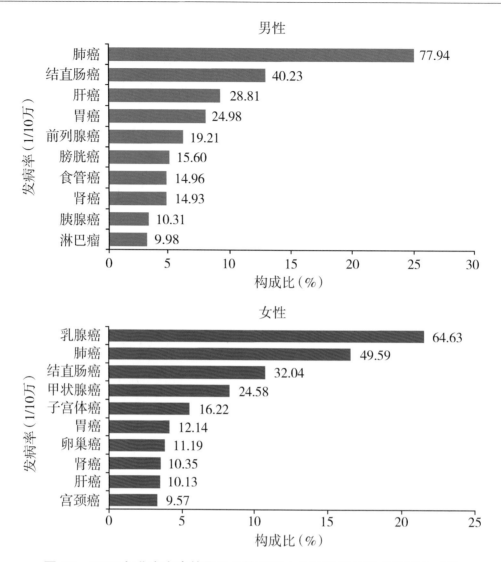

图 10　2012 年北京市户籍居民分性别前十位恶性肿瘤发病率及构成比

1.1.2　性别分布

2012 年恶性肿瘤新发病例中,男性 20 563 例,占报告总例数的 51.02%,发病率为 317.82/10 万;女性 19 744 例,占报告总例数的 48.98%,发病率为 308.17/10 万。

1.1.3　年龄分布

恶性肿瘤的发病率随年龄增长而增高,25 岁以前恶性肿瘤发病率较低,25 岁后开始逐渐升高,55 岁以前女性的发病率高于男性,55 岁之后男性恶性肿瘤发病率明显高于女性(见图 12)。

0~14 岁组共报告病例 194 例,占恶性肿瘤总发病人数的 0.48%,其中白血病比例最高,男性共报告 47 例,占该组男性的 42.34%;女性共报告 36 例,占该组女性的 43.37%。

15~44 岁组共报告病例 3955 例,占总发病人数的 9.81%,其中甲状腺癌(234 例,占 17.32%)和乳腺癌(706 例,占 27.11%)分居该组男、女性发病的第一位。

45~64 岁组共报告病例 15 769 例,占总发病人数的 39.12%,其中肺癌(1656 例,占 22.17%)和乳腺癌(2350 例,占 28.31%)分居该组男、女性发病的第一位。

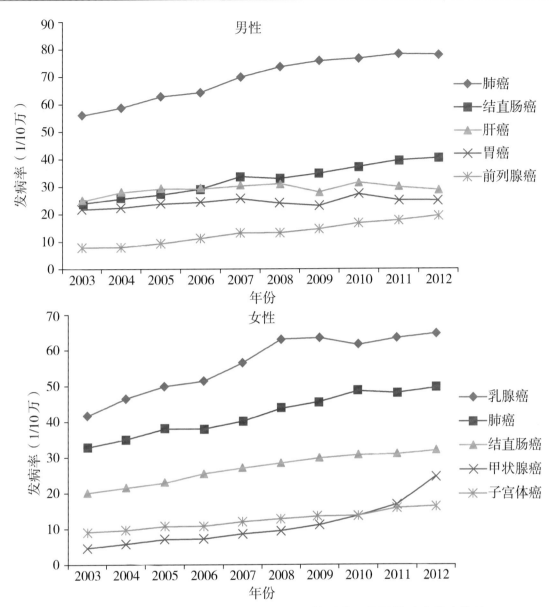

图 11　2003—2012 年北京市户籍居民分性别前五位恶性肿瘤发病趋势

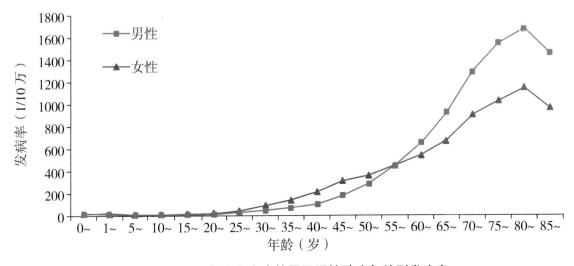

图 12　2012 年北京市户籍居民恶性肿瘤年龄别发病率

65 岁及以上组共报告病例 20 389 例,占总发病人数的 50.58%,男女肺癌的发病率均居第一位,在两组中所占的比例分别为 28.12% 和 23.76%。

1.1.4 地区分布

2012 年北京市城区共报告恶性肿瘤 27 516 例,占新发病例数的 68.27%,发病率为 342.66/10 万;郊区共报告 12 791 例,占新发病例数的 31.73%,发病率为 263.91/10 万;城区发病率高于郊区(见图 13)。

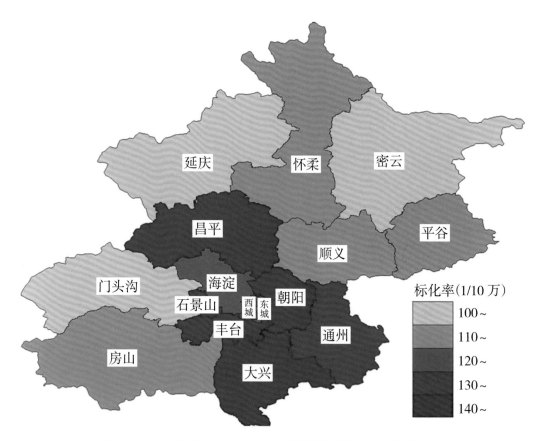

图 13　2012 年北京市各区县户籍居民恶性肿瘤标化发病率

1.2　常见恶性肿瘤发病情况

1.2.1　肺癌

2012 年北京市共报告肺癌新发病例 8220 例,占恶性肿瘤新发病例的 20.39%,其中男性 5043 例,发病率为 77.94/10 万;女性 3177 例,发病率为 49.59/10 万;男女比例为 159∶100。肺癌发病率由 2003 年的 44.56/10 万上升至 2012 年的 63.84/10 万,年龄标化后,年平均增长 1.20%。

肺癌的发病率随年龄的增长而升高,35 岁后人群肺癌发病率上升加速,男性发病率高于女性(见图 14)。

1.2.2　乳腺癌

2012 年北京市共报告女性乳腺癌新发病例 4141 例,占女性恶性肿瘤新发病例的

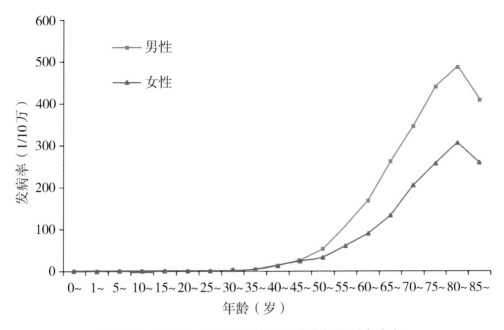

图 14　2012 年北京市户籍居民肺癌年龄别发病率

20.97%,居女性恶性肿瘤发病第一位。发病率由 2003 年的 41.58/10 万上升至 2012 年的 64.63/10 万,年龄标化后,年平均增长 3.73%。

女性乳腺癌的年龄别发病率在 2001—2004 年期间呈 45 岁组和 60 岁组双高峰分布,而在 2009—2012 年期间自 45 岁后发病率进入高峰期,直到 75 岁后才开始下降(见图 15)。

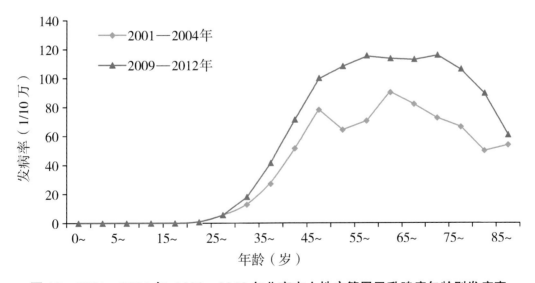

图 15　2001—2004 年、2009—2012 年北京市女性户籍居民乳腺癌年龄别发病率

1.2.3　结直肠癌

2012 年北京市共报告结直肠癌新发病例 4656 例,占恶性肿瘤新发病例的 11.55%,其中男性 2603 例,发病率为 40.23/10 万;女性 2053 例,发病率为 32.04/10 万(见图 16)。发病率由 2003 年的 21.98/10 万上升至 2012 年的 36.16/10 万,年龄标化后,年平均增长 3.95%。

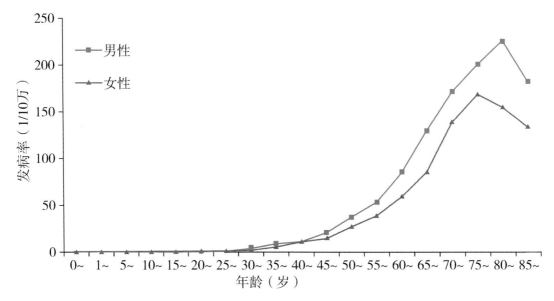

图 16　2012 年北京市户籍居民结直肠癌年龄别发病率

结直肠癌发病率 30 岁后逐渐升高,男性发病率高于女性。

1.2.4　肝癌

2012 年北京市共报告肝癌新发病例 2513 例,占恶性肿瘤新发病例的 6.24%,其中男性 1864 例,发病率为 28.81/10 万;女性 649 例,发病率为 10.13/10 万;男女比例为 287∶100(见图 17)。肝癌发病率由 2003 年的 17.25/10 万上升至 2012 年的 19.52/10 万,年龄标化后,未见显著变化趋势。肝癌发病率 30 岁以后逐渐升高,男性发病率高于女性。

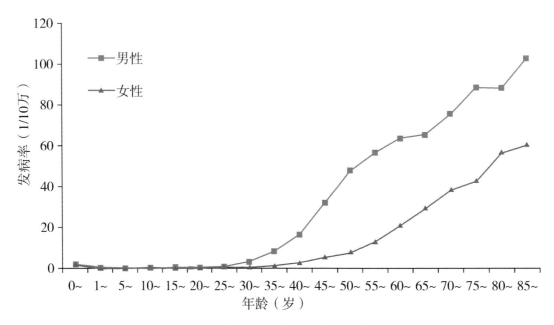

图 17　2012 年北京市户籍居民肝癌年龄别发病率

1.2.5　甲状腺癌

2012 年北京市共报告甲状腺癌新发病例 2027 例,占恶性肿瘤新发病例的 5.03%,其中男性 452 例,发病率为 6.99/10 万;女性 1575 例,发病率为 24.58/10 万;女性发病数是男性的 3.48 倍。发病率由 2003 年的 3.19/10 万上升至 2012 年的 15.74/10 万,年龄标化后,年平均增长 16.92%(见图 18)。女性甲状腺癌发病顺位由 2003 年第十四位升至 2012 年的第四位。

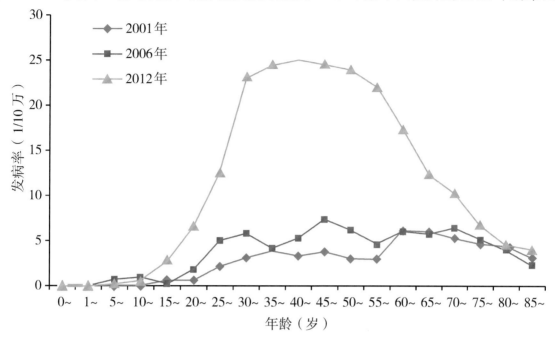

图 18　北京市户籍居民甲状腺癌年龄别发病率

1.2.6　胃癌

2012 年北京市共报告胃癌新发病例 2394 例,占恶性肿瘤新发病例的 5.94%,其中男性 1616 例,发病率为 24.98/10 万;女性 778 例,发病率为 12.14/10 万;男女比例 208∶100(见图 19)。发病率由 2003 年的 15.82/10 万上升至 2012 年的 18.59/10 万,年龄标化后,未见显著变化趋势。胃癌发病率 35 岁以后开始升高,男性发病率高于女性。

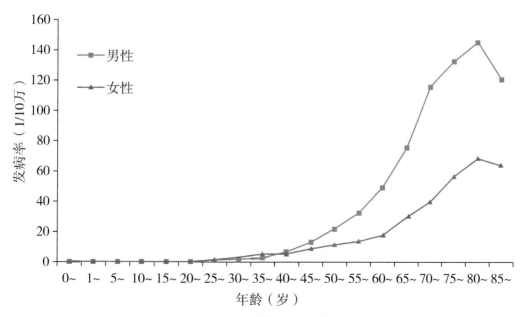

图 19　2012 年北京市户籍居民胃癌年龄别发病率

1.2.7 前列腺癌

2012 年北京市共报告前列腺癌新发病例 1243 例,占男性恶性肿瘤新发病例的 6.05%。发病率由 2003 年的 7.89/10 万上升至 2012 年的 19.21/10 万,年龄标化后,年平均增长 7.35%。男性前列腺癌发病顺位由 2003 年的第七位升至 2012 年的第五位。前列腺癌主要发生于高年龄组,其发病率在 50 岁以前很低,50 岁以后快速升高(见图 20)。

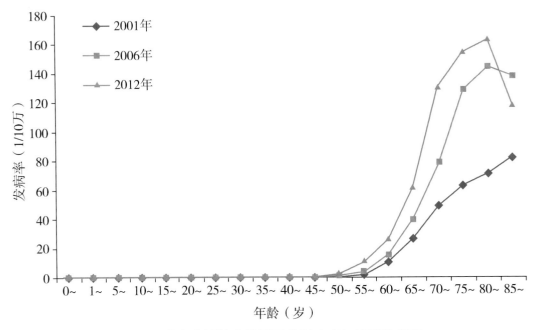

图 20　北京市男性户籍居民前列腺癌年龄别发病率

1.2.8 宫颈癌

2012 年北京市共报告宫颈癌新发病例 613 例,占女性恶性肿瘤新发病例的 3.11%。发病率由 2003 年的 4.88/10 万上升至 2012 年的 9.57/10 万,年龄标化后,年平均增长 5.63%。2001 年、2006 年宫颈癌发病率在中年龄组和高年龄组有两个高峰,而 2012 年宫颈癌发病率只有中年龄组一个高峰(见图 21)。

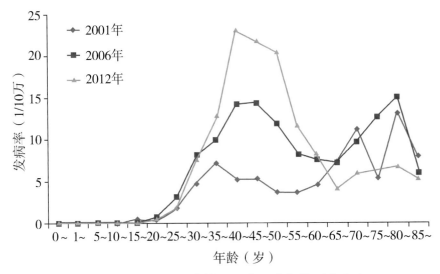

图 21　北京市女性户籍居民宫颈癌年龄别发病率

1.2.9 膀胱癌

2012 年北京市共报告膀胱癌新发病例 1373 例,占所有恶性肿瘤新发病例的 3.41%,其中男性 1009 例,发病率为 15.60/10 万;女性 364 例,发病率为 5.68/10 万。发病率由 2003 年的 6.91/10 万上升至 2012 年的 10.66/10 万(见图 22),年龄标化后,未见明显增长趋势。膀胱癌发病率在 40 岁以后开始升高,男性高于女性(见图 23)。

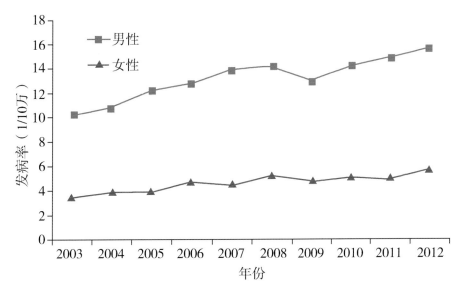

图 22 2003—2012 年北京市户籍居民膀胱癌发病趋势

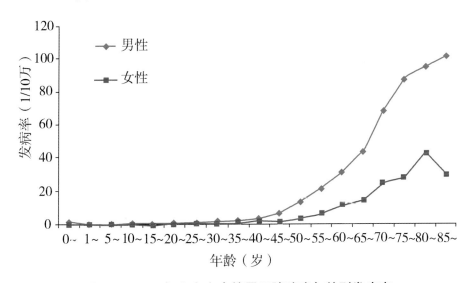

图 23 2012 年北京市户籍居民膀胱癌年龄别发病率

1.2.10 肾癌

2012 年北京市共报告肾癌新发病例 1629 例,占恶性肿瘤新发病例的 4.04%,其中男性 966 例,发病率为 14.93/10 万;女性 663 例,发病率为 10.35/10 万;男女发病比例为 146∶100(见图 24)。发病率由 2003 年的 5.80/10 万上升至 2012 年的 12.65/10 万,年龄标化后,年平均增长 5.31%。肾癌发病率在 0~1 岁组有一个小高峰,之后下降,30 岁以后又逐渐升高,75 岁组达到发病最高峰,80 岁以后开始下降(见图 25)。

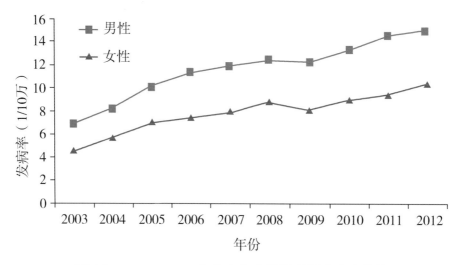

图 24　2003—2012 年北京市户籍居民肾癌发病趋势

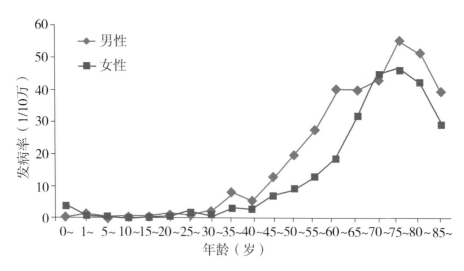

图 25　2012 年北京市户籍居民肾癌年龄别发病率

1.2.11　淋巴瘤

2012 年北京市共报告淋巴瘤新发病例 1206 例，占恶性肿瘤新发病例的 2.99%，其中男性 646 例，发病率为 9.98/10 万；女性 560 例，发病率为 8.74/10 万；男女发病比例为 115：100。发病率由 2003 年的 6.51/10 万上升至 2012 年的 9.37/10 万（见图 26），年龄标化后，年平均增长 2.02%。淋巴瘤发病率 40 岁以后逐渐升高，男性发病率高于女性（见图 27）。

1.2.12　胰腺癌

2012 年北京市共报告胰腺癌新发病例 1167 例，占恶性肿瘤新发病例的 2.90%，其中男性 667 例，发病率为 10.31/10 万；女性 500 例，发病率为 7.80/10 万；男女发病比例为 133：100。胰腺癌发病率由 2003 年的 5.50/10 万上升至 2012 年的 9.06/10 万（见图 28），年龄标化后，年平均增长 2.24%。胰腺癌发病率 35 岁以后逐渐升高，男性发病率略高于女性（见图 29）。

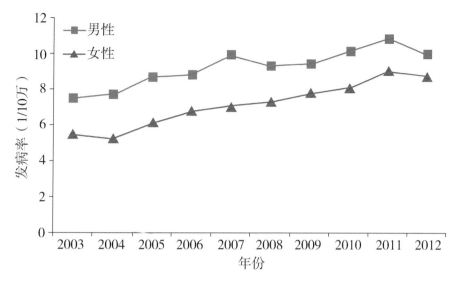

图 26 2003—2012 年北京市户籍居民淋巴瘤发病趋势

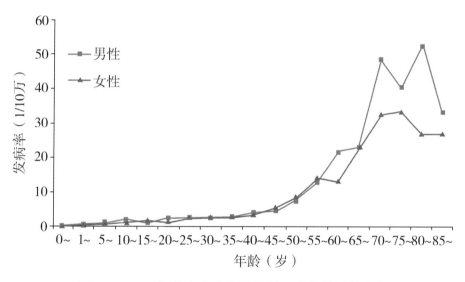

图 27 2012 年北京市户籍居民淋巴瘤年龄别发病率

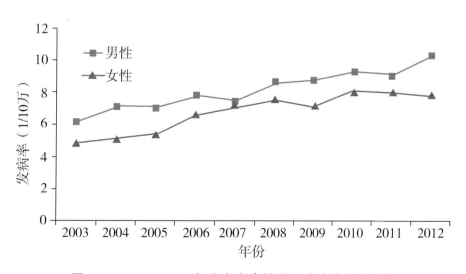

图 28 2003—2012 年北京市户籍居民胰腺癌发病趋势

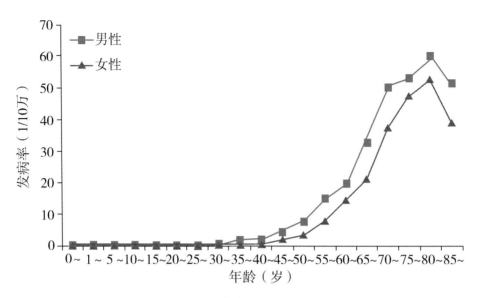

图29　2012年北京市户籍居民胰腺癌年龄别发病率

1.2.13　食管癌

2012年北京市共报告食管癌新发病例1213例,占恶性肿瘤新发病例的3.01%,其中男性968例,发病率为14.96/10万;女性245例,发病率为3.82/10万;男女比例395∶100。发病率由2003年的10.24/10万下降至2012年的9.42/10万(见图30),年龄标化后,年平均下降4.13%。食管癌发病率35岁以后开始升高,男性发病率高于女性(见图31)。

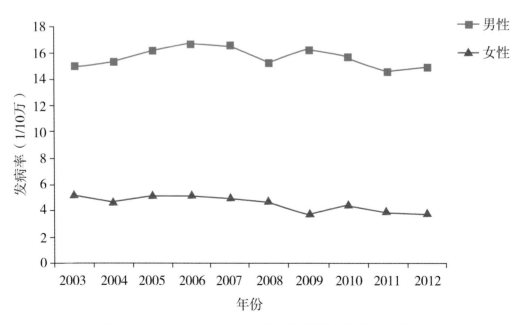

图30　2003—2012年北京市户籍居民食管癌发病趋势

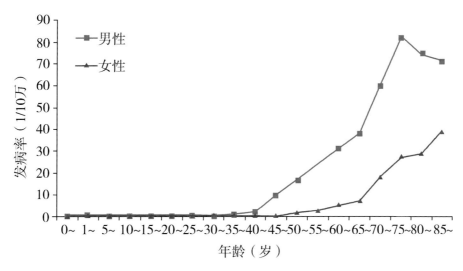

图 31　2012 年北京市户籍居民食管癌年龄别发病率

1.3　恶性肿瘤患者生存状况

北京市恶性肿瘤 2008 年新发病例的 5 年观察生存率居前三位的癌症依次为甲状腺癌（88.18%）、乳腺癌（83.96%）、子宫体癌（79.37%）（见表 4）。

表 4　2008 年北京市常见恶性肿瘤新发病例的 5 年观察生存率

病名	5 年观察生存率（%）		
	男性	女性	合计
甲状腺癌	80.54	90.57	88.18
乳腺癌	—	83.96	83.96
子宫体癌	—	79.37	79.37
子宫颈癌	—	74.77	74.77
肾癌	67.01	68.07	67.44
膀胱癌	64.02	63.33	63.85
前列腺癌	56.66	—	56.66
卵巢癌	—	48.63	48.63
结直肠癌	48.17	47.47	47.85
淋巴瘤	37.33	45.58	40.93
胃癌	26.68	32.87	28.72
食管癌	13.61	19.73	14.94
肺癌	13.10	17.19	14.59
肝癌	12.14	9.40	11.39
胰腺癌	7.37	8.40	7.84

2. 脑卒中 [9]

2012 年北京市户籍居民脑卒中住院病例数为 70 617 例,其中脑梗死为 61 907 例,脑出血 7544 例,蛛网膜下腔出血 1166 例。

2.1 平均年龄

脑卒中住院患者平均年龄为 67.8 岁,其中脑梗死为 68.5 岁,脑出血为 62.8 岁,蛛网膜下腔出血为 61.0 岁。

2.2 病死率

脑卒中的住院病死率为 3.2%,其中脑梗死 2.2%,脑出血 10.4%,蛛网膜下腔出血 12.1%(见表 5)。

表 5　2012 年北京市脑卒中住院病例情况

分类	病例数	平均年龄(岁)	病死率(%)
脑梗死	61 907	68.5	2.2
脑出血	7544	62.8	10.4
蛛网膜下腔出血	1166	61.0	12.1

3. 代谢综合征

2011 年北京市 18~79 岁常住居民代谢综合征患病率为 28.4%,与 2008 年(22.5%)相比上升了 26.2%。

3.1 性别分布

男性代谢综合征患病率为 32.2%,女性为 25.2%,男性高于女性。

3.2 年龄分布

随着年龄增加,代谢综合征患病率先升高后降低,60~69 岁年龄组患病率最高,达 50.2%(见表 6、图 32)。

9　数据来源于北京市二级及以上医疗机构脑卒中住院病例统计。

表 6　2011 年北京市常住居民代谢综合征患病率

年龄（岁）	男性（%）	女性（%）	合计（%）
18~	19.4	6.4	12.7
30~	33.9	15.5	23.2
40~	41.3	28.9	34.2
50~	41.8	48.2	44.7
60~	36.5	58.5	50.2
70~79	31.9	58.3	48.4
合计	32.2	25.2	28.4

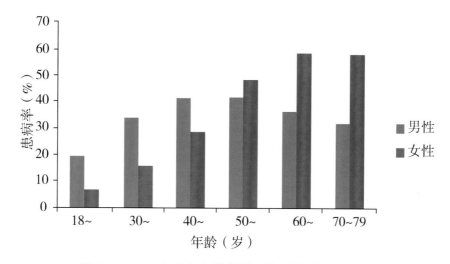

图 32　2011 年北京市常住居民代谢综合征患病率

3.3　地区分布

城区居民代谢综合征患病率为 28.2%，郊区居民为 29.0%。

4. 慢病相关行为[10]

4.1　饮食行为

4.1.1　奶及奶制品的食用情况

2011 年北京市 18~79 岁常住居民每天食用奶及奶制品的比例为 20.1%。

4.1.1.1　性别分布

男性每天食用奶及奶制品的比例为 15.9%，女性为 25.0%，女性高于男性。

4.1.1.2　年龄分布

随着年龄增加，每天食用奶及奶制品的比例升高（见表 7）。

10　数据来源于北京市疾病预防控制中心 2011 年慢性非传染性疾病及相关危险因素监测。

表7 2011年北京市常住居民每天食用奶及奶制品比例

年龄（岁）	男性（%）	女性（%）	合计（%）
18~	13.5	19.8	16.7
30~	9.6	19.1	15.2
40~	12.9	22.5	18.4
50~	18.4	30.3	23.9
60~	30.5	44.1	39.0
70~79	46.1	52.0	49.7
合计	15.9	25.0	20.1

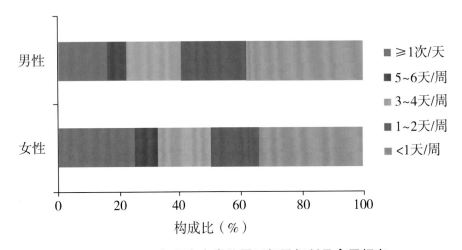

图33 2011年北京市常住居民奶及奶制品食用频率

4.1.1.3 地区分布

城区居民每天食用奶及奶制品的比例为23.8%，郊区居民为15.4%，城区高于郊区。

4.1.2 蔬菜食用情况

2011年北京市18~79岁常住居民每天食用蔬菜的比例为89.1%。

4.1.2.1 性别分布

男性每天食用蔬菜的比例为89.0%，女性为89.1%。

4.1.2.2 年龄分布

随着年龄增加，每天食用蔬菜的比例升高（见表8）。

表8 2011年北京市常住居民每天食用蔬菜比例

年龄（岁）	男（%）	女（%）	合计（%）
18~	84.6	79.7	82.1
30~	88.0	89.9	89.1
40~	90.9	93.1	92.2
50~	92.3	94.2	93.1
60~	94.0	97.5	96.2
70~79	97.1	96.6	96.8
合计	89.0	89.1	89.1

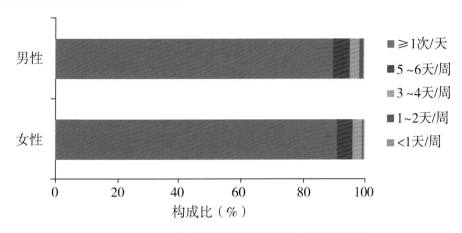

图 34 2011 年北京市常住居民蔬菜食用频率

4.1.2.3 地区分布

城区居民每天摄入蔬菜的比例为 86.8%,郊区为 93.3%,郊区高于城区。

4.1.3 水果食用情况

2011 年北京市 18~79 岁常住居民每天食用水果的比例为 39.2%。

4.1.3.1 性别分布

男性每天食用水果的比例为 26.2%,女性为 49.8%,女性高于男性。

4.1.3.2 年龄分布

随着年龄增加,每天食用水果的比例升高(见表 9)。

表 9 2011 年北京市常住居民每天食用水果比例

年龄(岁)	男性(%)	女性(%)	合计(%)
18~	21.9	41.3	31.8
30~	23.2	51.1	39.4
40~	25.3	53.3	41.3
50~	27.4	53.3	39.3
60~	40.1	58.8	51.8
70~79	44.9	54.3	50.7
合计	26.2	49.8	39.2

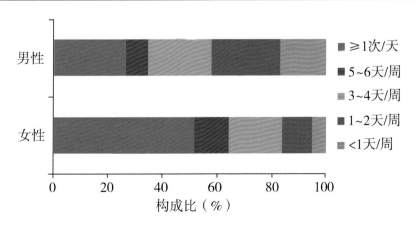

图 35 2011 年北京市常住居民水果食用频率

4.1.3.3 地区分布

城区居民每天食用水果的比例为 39.8%,郊区居民为 37.4%,城区高于郊区。

4.1.4 主食食用情况

2011 年北京市 18~79 岁常住居民每天食用主食的比例为 94.2%。

4.1.4.1 性别分布

男性每天食用主食的比例为 95.2%,女性为 93.4%,男性高于女性。

4.1.4.2 年龄分布

随着年龄增加,每天食用主食的比例升高(见表 10)。

表 10 2011 年北京市常住居民每天食用主食比例

年龄(岁)	男性(%)	女性(%)	合计(%)
18~	93.2	87.5	90.3
30~	94.1	93.7	93.9
40~	96.2	95.8	95.9
50~	96.9	97.1	97.0
60~	98.4	98.7	98.6
70~79	99.1	99.1	99.1
合计	95.2	93.4	94.2

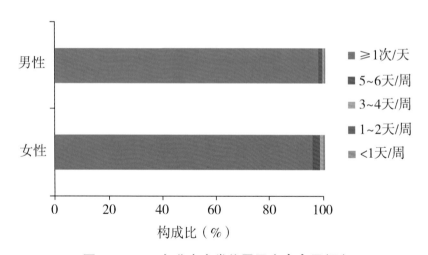

图 36 2011 年北京市常住居民主食食用频率

4.1.4.3 地区分布

城区居民每天食用主食的比例为 93.1%,郊区居民为 96.3%,郊区高于城区。

4.2 静态行为[11]

2011 年北京市 18~79 岁常住居民平均每日静态行为时间为 5.7 小时。

---

11 每日静态行为时间定义:指除了睡觉的时间以外,每天坐着、靠着或躺着的累计时间,包括工作时、看电视、用计算机、阅读、文案工作、吃饭、打麻将、打牌、下棋等。

4.2.1 性别分布

男性和女性平均每日静态行为时间均为 5.7 小时。

4.2.2 年龄分布

随着年龄的增加,男性和女性平均每日静态行为时间减少(见表 11)。

表 11 2011 年北京市常住居民平均每日静态行为时间

年龄(岁)	男性(小时)	女性(小时)	合计(小时)
18~	6.0	6.6	6.3
30~	6.1	6.1	6.1
40~	5.8	5.7	5.7
50~	5.6	5.2	5.4
60~	4.5	4.3	4.4
70~79	4.9	4.8	4.8
合 计	5.7	5.7	5.7

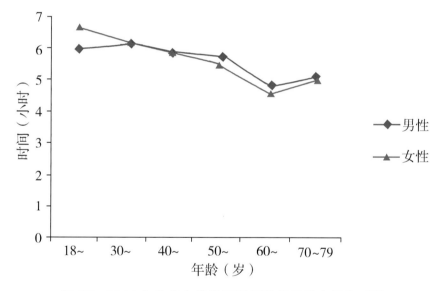

图 37 2011 年北京市常住居民平均每日静态行为时间

4.2.3 地区分布

城区居民每日静态行为时间为 5.5 小时,郊区居民为 6.0 小时,郊区高于城区。

4.3 慢病危险因素聚集情况 [12]

2011 年北京市 18~79 岁常住居民含 3 个及以上慢病危险因素的比例为 33.5%。

4.3.1 性别分布

男性含 3 个及以上危险因素的比例为 51.9%,女性为 18.3%,男性高于女性。

---

12 危险因素聚集定义:指高血压、糖尿病、血脂异常、现在吸烟、超重肥胖这 5 个危险因素在个体的聚集情况。

4.3.2 年龄分布

随着年龄增加,拥有 3 个及以上危险因素者所占的比例呈上升趋势(见表 12)。

表 12　2011 年北京市常住居民含 3 个及以上慢病危险因素的比例分布

年龄(岁)	男性(%)	女性(%)	合计(%)
18~	28.4	2.1	15.0
30~	46.9	6.2	23.2
40~	60.1	15.8	34.7
50~	62.9	31.0	48.3
60~	56.6	46.7	50.4
70~79	50.6	49.6	50.0
合计	51.9	18.3	33.5

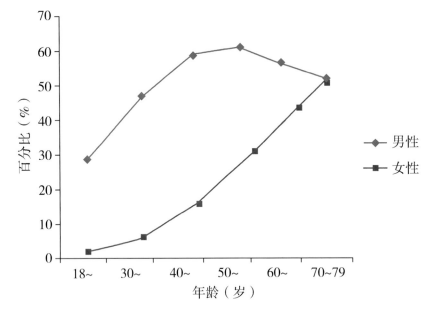

图 38　北京市常住居民含 3 个及以上慢病危险因素的比例分布

4.3.3 地区分布

城区居民含 3 个及以上危险因素的比例为 33.4%,郊区居民为 33.8%。

5. 口腔疾病 [13]

5.1 乳牙龋齿

2013 年北京市 5 岁儿童乳牙患龋率为 64.2%,龋均为 3.3,比 2012 年(60.2%,2.8)分别增加 6.6% 和 17.9%。

13　资料来源于北京市口腔健康哨点监测。2013 年监测对象为 5 岁和 12 岁儿童,5 岁组 2843 人,12 岁组 3822 人。

5 岁儿童乳龋充填率为 20.1%，比 2012 年（22.7%）减少 11.5%（见图 39）。

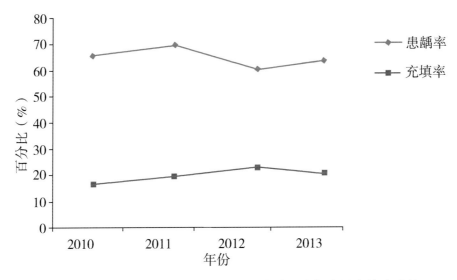

图 39　2010—2013 年北京市 5 岁儿童乳牙患龋率及充填率比较

5.2　恒牙龋齿

2013 年北京市 12 岁学生恒牙患龋率为 26.9%，龋均为 0.49，比 2012 年（20.5%，0.35）分别增长 31.2% 和 40.0%。

12 岁学生龋齿充填率为 33.9%，比 2012 年（45.0%）减少 24.7%（见图 40）。

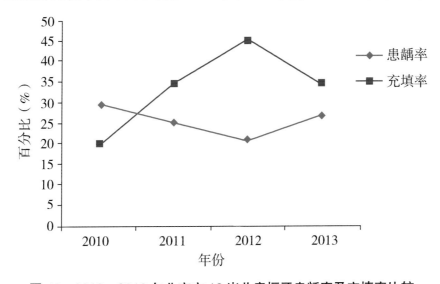

图 40　2010—2013 年北京市 12 岁儿童恒牙患龋率及充填率比较

5.3　牙周疾病 [14]

2013 年北京市 12 岁学生牙龈出血检出率为 52.8%，比 2012 年（39.6%）增加 33.3%；牙石检出率为 39.0%，比 2012 年（36.9%）增加 5.7%。

14　牙周疾病是指支持牙齿周围组织结构的炎症和毁坏，这些结构主要指牙龈、牙槽骨和牙根外面的组织。

三、传染病发病情况

1. 总体情况 [15]

2013 年北京市共报告甲乙丙类传染病 28 种,报告发病 117 875 例,比 2012 年(125 370 例)减少 7495 例。报告发病数居前十位的病种依次为:其他感染性腹泻病、手足口病、痢疾、肺结核、梅毒、病毒性肝炎、流行性腮腺炎、流行性感冒、猩红热和淋病,占报告发病数的 98.2%。与 2012 年相比,流行性感冒报告病例数由第十位升至第八位,猩红热报告病例数由第八位降至第九位,淋病报告病例数由第九位降至第十位,其他病种位次无变化(见表 13)。

表 13　2013 年北京市甲乙丙类传染病报告发病顺位

位次	病种	发病数
1	其他感染性腹泻病	46 053
2	手足口病	33 763
3	痢疾	11 312
4	肺结核	7428
5	梅毒	5137
6	病毒性肝炎	3436
7	流行性腮腺炎	3076
8	流行性感冒	2368
9	猩红热	2048
10	淋病	1154

2013 年北京市甲乙丙类传染病报告发病率为 569.6/10 万,与 2012 年(621.1/10 万)相比下降 8.3%。甲乙类传染病报告发病率为 155.9/10 万,比 2012 年(174.5/10 万)下降 10.7%。丙类传染病报告发病率为 413.8/10 万,比 2012 年(446.6/10 万)下降 7.3%(见表 14)。

15　资料来源于 2013 年 1 月 1 日零时至 2013 年 12 月 31 日 24 时《传染病报告信息管理系统》和《疾病预防控制基本信息系统》中法定传染病监测数据及基本信息数据。北京市报告的传染病病例均为常住人口病例,"报告病例数"按"发病日期"进行统计。

表 14 2013 年北京市乙丙类传染病年龄别报告发病率

年龄（岁）	乙类传染病（1/10 万）	丙类传染病（1/10 万）
0~	1281.2	10 288.0
1~	553.3	9947.4
2~	260.0	4671.8
3~	233.1	4681.4
4~	287.4	3521.7
5~	517.0	3172.8
6~	631.2	1681.4
7~	337.2	646.6
8~	163.7	511.1
9~	90.8	286.9
10~	74.4	314.6
15~	129.4	223.0
20~	131.9	141.3
25~	158.3	189.7
30~	152.2	200.4
35~	113.0	117.7
40~	133.1	116.4
45~	94.9	85.9
50~	125.5	138.0
55~	120.2	152.8
60~	147.6	167.1
65~	189.0	173.2
70~	165.4	165.4
75~	221.0	204.6
80~	297.0	227.3
≥85	442.5	316.7
合计	155.8	413.8

2. 常见传染病

2.1 病毒性肝炎 [16]

2013 年北京市病毒性肝炎报告新发病例 1068 例，报告发病率为 5.16/10 万。其中甲肝报告 88 例，占 8.24%；乙肝 313 例，占 29.31%；丙肝 242 例，占 22.66%；戊肝 391 例，占 36.61%；未分型肝炎 34 例，占 3.18%。戊肝所占比例最高。

2013 年病毒性肝炎总发病率与 2012 年相比下降 26.79%。其中乙肝下降 40.71%，丙肝下降 44.32%，未分型肝炎下降 34.98%，甲肝上升 4.70%，戊肝上升 8.67%（见图 41）。

16　报告发病数为新发病例（急性和未分型病例数）。

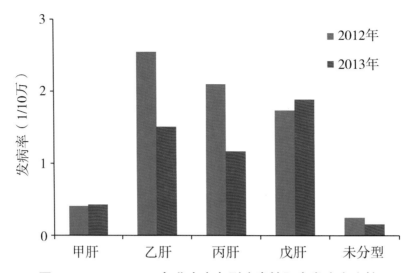

图 41 2012—2013 年北京市各型病毒性肝炎发病率比较

2.2 艾滋病 [17]

2013 年北京市新报告艾滋病病毒感染者及病人 2621 例,较 2012 年增加 387 例,其中京籍 653 例,非京籍 1968 例。艾滋病病毒感染者为 2011 例,其中京籍 475 例,非京籍 1536 例;艾滋病病人为 610 例,其中京籍 178 例,非京籍 432 例。2013 年北京市艾滋病哨点监测 44 931 人 [18],总体阳性检出率为 0.63‰,略低于 2012 年的 0.70‰。

2013 年北京市报告的艾滋病病毒感染者及艾滋病病人中,经性传播 2544 例(同性传播 1956 例,异性传播 588 例),其中京籍 642 例,非京籍 1902 例;经注射吸毒传播 65 例,其中京籍 6 例,非京籍 59 例;经输血传播 2 例、经单采浆传播 1 例、经母婴传播 2 例,均为非京籍病例;其他 7 例,京籍 3 例,非京籍 4 例(见图 42、图 43)。

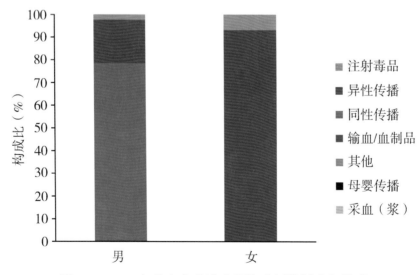

图 42 2013 年北京市艾滋病报告病例传播途径构成

---

17 新报告 HIV/AIDS 统计规则为:①按照报告地统计(不包含外籍病例);② HIV 采取审核时间、AIDS 采取录入时间统计,既往 HIV2013 年转化为 AIDS 不纳入统计;③重复报告的已删除卡不纳入统计。

18 数据来源于中国疾病预防控制信息系统艾滋病综合防治信息系统,北京市监测哨点已经达到 138 家。

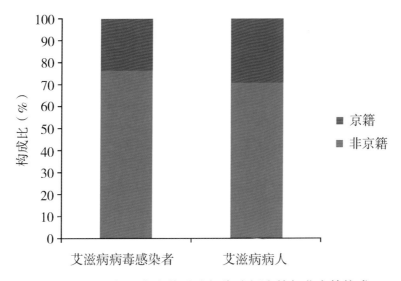

图 43　2013 年北京市艾滋病报告病例京籍与非京籍构成

2.3 肺结核

2013 年北京市结核病防治机构新登记管理肺结核（包括单纯性结核性胸膜炎）患者 3856 例，比 2012 年（4315 例）减少 459 例，其中京籍患者 2275 例，非京籍患者 1581 例（见图 44）。肺结核患者新登记率为 18.6/10 万。

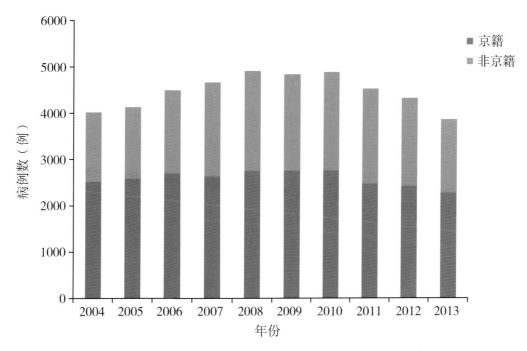

图 44　2004—2013 年北京市活动性肺结核登记病例数

2013 年北京市新登记管理肺结核患者中男性占 65.9%，女性占 34.1%；年龄在 15~34 岁者的比例为 48.8%；登记管理肺结核患者中涂阳患者比例为 32.7%（见图 45）。2012 年北京市登记管理的京籍和非京籍肺结核患者的治疗成功率分别为 90.1% 和 88.0%（见图 46）。

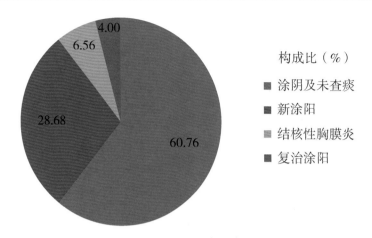

图 45　2013 年北京市登记管理肺结核患者类型构成

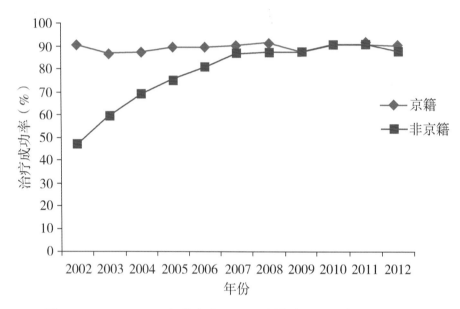

图 46　2002—2012 年北京市登记活动性肺结核患者治疗成功率

2.4　流感[19]

2013 年 9 月 2 日至 2014 年 5 月 4 日（2013—2014 年流感流行季），在北京市 144 家二级及以上医疗机构门、急诊就诊的 28 568 545 人次中，累计发现流感样病例 428 681 人次，流感样病例百分比为 1.50%，低于 2012—2013 年同期水平（1.89%）（见图 47）。

2.5　麻疹

2013 年北京市共报告麻疹确诊病例 565 例，报告发病率为 27.30/100 万，无死亡病例发病率比 2012 年（80 例，4.08/100 万）上升 569.1%，较 2011 年（98 例，5.00/100 万）上升 446%。0 岁和 20~35 岁是两个高发年龄组。病例中，京籍与非京籍的比例为 1：1.73。

19　资料来源于北京市 144 家二级以上医院门急诊流感监测系统。

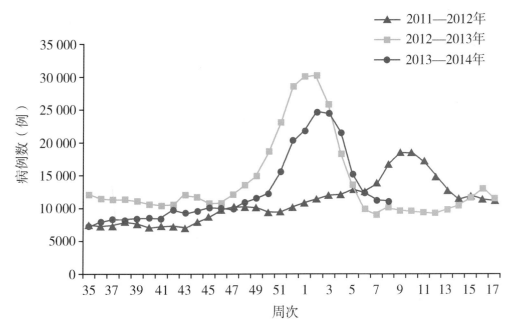

图47 2011—2014年北京市二级以上医疗机构流感样病例数同期比较

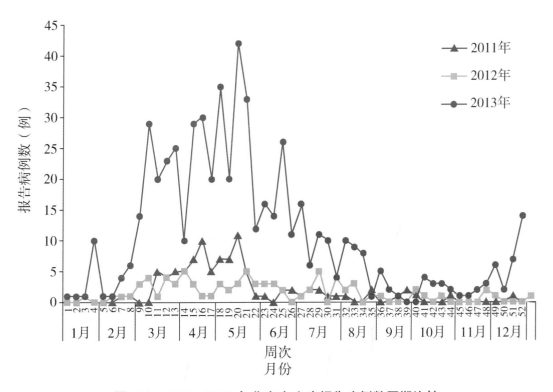

图48 2011—2013年北京市麻疹报告病例数同期比较

2.6 手足口病

2013年北京市报告手足口病病例33 763例,发病率为163.2/10万,比2012年(190.9/10万)下降14.5%(见表15)。其中男性20 392例,女性13 371例,5岁及以下儿童占发病数的89.8%。

表 15   2013 年北京市手足口病年龄别报告发病率

年龄（岁）	病例数	发病率（1/10 万）
0~	2735	2250.5
1~	8525	5360.1
2~	5839	3666.5
3~	6285	4092.1
4~	4473	2997.1
5~	2466	2534.5
6~	3440	<1141.0
合计	33 763	163.2

2013 年北京市报告手足口病病例较多的月份主要集中在 4~11 月份,发病高峰为 5~7 月份(见图 49)。

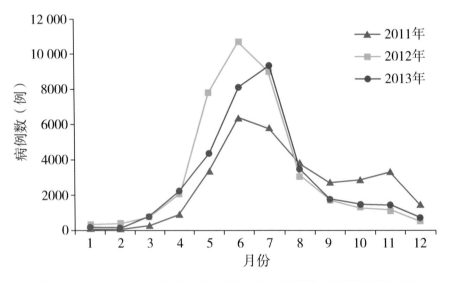

图 49   2011—2013 年北京市手足口病每月报告病例数同期比较

2.7   水痘

2013 年北京市共报告水痘病例 14 389 例,报告发病率 69.5/10 万,与 2012 年(83.5/10 万) 相比,报告发病率下降 16.7%(见图 50)。

2.8   痢疾

2013 年北京市报告痢疾病例 11 312 例,占甲乙类传染病报告总病例数的 35.1%,发病 率为 54.7/10 万,比 2012 年(65.3/10 万)下降 16.2%。2013 年痢疾发病的季节分布明显,病 例从 5 月份开始上升,8 月份达发病高峰(2026 例,占 17.9%),9 月份开始下降(见图 51)。

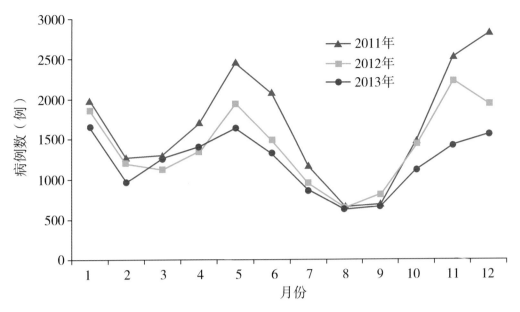

图 50　2011—2013 年北京市水痘每月报告病例数同期比较

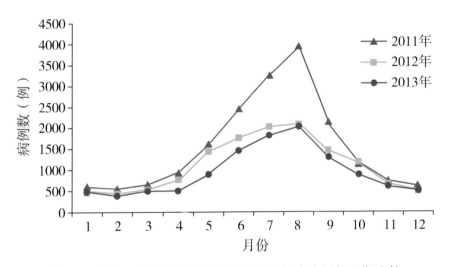

图 51　2011—2013 年北京市痢疾每月报告病例数同期比较

2.9　猩红热

2013 年北京市报告猩红热病例 2048 例,报告发病率为 9.90/10 万,较 2012 年(15.73/10 万)下降 37.1%。其中 3~9 岁儿童占发病数 90.5%。夏、冬两季为高发季节,发病高峰分别出现在 5~6 月和 11~12 月(见图 52)。

2.10　梅毒[20]

2013 年北京市共报告梅毒病例 5250 例,比 2012 年(4578 例)增加 672 例。其中男性 2825 例,女性 2425 例,男女比例为 1.16∶1。

20　数据来源于中国疾病预防控制信息系统,梅毒病例统计规则为:报告病例数包含临床诊断病例、实验室诊断病例、病原携带者和阳性检测,按审核日期进行统计。

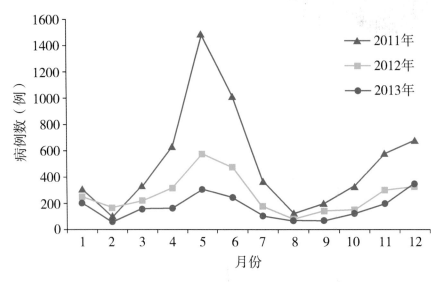

图 52　2011—2013 年北京市猩红热每月报告病例数同期比较

梅毒报告发病率为 25.37/10 万,比 2012 年(22.68/10 万)增长 11.86%。其中男性报告发病率 26.45/10 万,女性报告发病率 24.22/10 万(见图 53)。

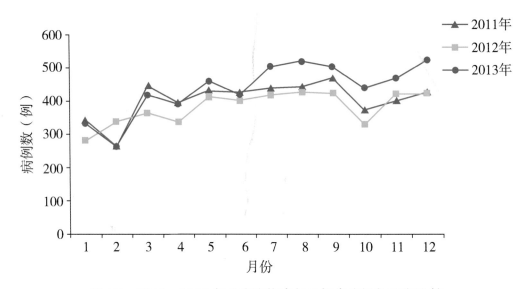

图 53　2011—2013 年北京市梅毒每月报告病例数同期比较

四、残疾人口状况[21]

2013 年北京市新增办证的残疾人为 30 943 人，累计办证的残疾人为 439 539 人。

北京市持证残疾人中，肢体残疾所占比例最高为 56.5%，其次为智力残疾 11.2%，视力残疾 10.7%，精神残疾 10.3%，听力残疾 6.9%，言语残疾 0.6%，多重残疾 3.8%[22]（见图 54）。

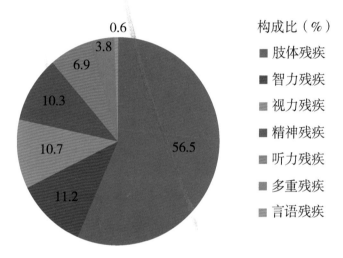

构成比（%）
- 肢体残疾
- 智力残疾
- 视力残疾
- 精神残疾
- 听力残疾
- 多重残疾
- 言语残疾

图 54　2013 年北京市持证残疾人的残疾类别构成

1. 性别分布

持证残疾人男性占 56.5%，女性占 43.5%。

2. 年龄分布

在持证残疾人中，所占比例居前三位的年龄组依次为 50 岁 ~（32.0%）、60 岁 ~（22.4%）、40 岁 ~（16.5%）；0 岁 ~ 所占比例最低，为 0.6%（见图 55）。

21　资料来源于北京市残疾人基础信息库。
22　多重残疾：同时患有 2 种及以上的残疾。

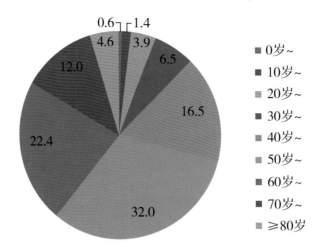

图 55　2013 年北京市持证残疾人的残疾年龄构成

3．地区分布

在持证残疾人中，所占比例居前三位的区县依次为朝阳区（10.4%）、西城区（8.3%）、房山区（8.2%）；石景山区所占比例最低，为 3.5%。

五、精神疾病

1. 总体情况 [23]

2013 年北京市累计登记在档重性精神疾病患者 73 131 例,新登记建档主要 6 种重性精神疾病患者 3209 例。

表 16　2013 年北京市社区累计登记建档主要 6 种重性精神疾病患病顺位

顺位	病种	病例数
1	精神分裂症	42 008
2	双相情感障碍	4328
3	癫痫所致精神障碍	2401
4	精神发育迟滞伴发精神障碍	1486
5	分裂情感性障碍	488
6	持久的妄想性障碍	376
	合计	51 087

2. 新确诊病例 [24]

2013 年北京市开展精神疾病诊疗业务的医疗机构共上报新诊断 6 种重性精神疾病患者 3209 例,其中京籍患者 3030 例,非京籍患者 179 例。

2.1　病种分类

上报新诊断的患者中精神分裂症为 1996 例,占全部新诊断患者的 62.2%,双相情感障碍 879 例,占 27.4%(见表 17、图 56)。

23　数据来源于北京市开展精神疾病诊疗业务的医疗机构上报病例。
24　2013 年北京市相关医疗机构只对 6 种主要的重性精神疾病(精神分裂症、分裂情感性障碍、持久的妄想性障碍、双相情感障碍、癫痫所致精神障碍、精神发育迟滞伴发精神障碍)进行信息上报。

表 17　2013 年北京市医疗机构上报新诊断主要 6 种重性精神疾病患者数

序号	病种	京籍	非京籍	合计
1	精神分裂症	1900	96	1996
2	双相情感障碍	806	73	879
3	癫痫所致精神障碍	148	3	151
4	精神发育迟滞伴发精神障碍	99	3	102
5	持久的妄想性障碍	48	2	50
6	分裂情感性障碍	29	2	31
	合计	3030	179	3209

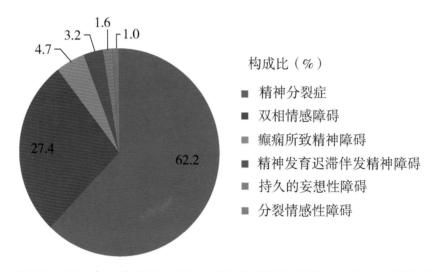

图 56　2013 年北京市医疗机构上报新诊断重性精神疾病患者病种构成

2.2　性别分布

医疗机构上报新诊断的重性精神疾病患者中,精神分裂症男性 919 例,女性 1077 例;双相情感障碍中男性 372 例,女性 507 例,女性多于男性(见表 18)。

表 18　2013 年北京市医疗机构上报新诊断主要 6 种重性精神疾病患者性别分布

序号	诊断	男	女
1	精神分裂症	919	1077
2	双相情感障碍	372	507
3	癫痫所致精神障碍	78	73
4	精神发育迟滞伴发精神障碍	68	34
5	持久的妄想性障碍	18	32
6	分裂情感性障碍	5	26
	合计	1460	1749

2.3　年龄分布

医疗机构上报新诊断的重性精神疾病患者中,20~59 岁年龄段所占比例最高,占新诊断患者的 78.5%(见图 57)。

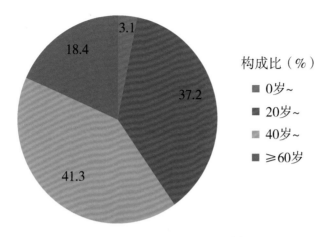

图 57　2013 年北京市医疗机构上报新诊断重性精神疾病患者年龄别构成

2.4　地区分布

2013 年北京市医疗机构上报新诊断的重性精神疾病患者中,城区 1891 人,郊区 1318 人。城区中精神分裂症患者占 62.2%,双相情感障碍占 27.7%;郊区中精神分裂症患者占 62.1%,双相情感障碍占 26.9%(见表 19)。

表 19　2013 年北京市医疗机构上报新诊断主要 6 种重性精神疾病患者地区分布

序号	重性精神疾病	城区	郊区
1	精神分裂症	1177	819
2	持久的妄想性障碍	32	18
3	精神发育迟滞伴发精神障碍	52	50
4	双相情感障碍	524	355
5	癫痫所致精神障碍	87	64
6	分裂情感性障碍	19	12
	合计	1891	1318

六、儿童青少年健康状况

1. 学龄前儿童

1.1 出生缺陷

2013 年北京市户籍人口围产儿出生缺陷发生率为 14.68‰,与 2012 年(14.8‰)持平,非户籍人口出生缺陷发生率为 26.22‰,与 2012 年(26.4‰)持平(见图 58)。

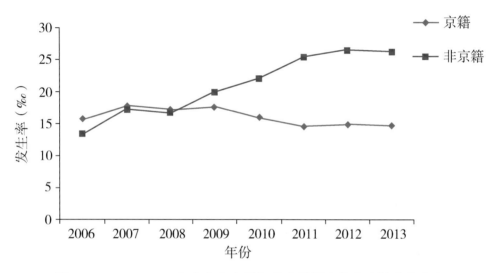

图 58　2006—2013 年北京市京籍与非京籍围产儿出生缺陷发生率

1.2 新生儿先天遗传代谢性疾病

2013 年北京市共筛查新生儿 216 029 人,确诊先天遗传代谢性疾病 147 人,其中先天性甲状腺功能低下 109 人,苯丙酮尿症 38 人。

1.3 低出生体重儿[25]

2013 年北京市户籍人口低出生体重儿发生率为 3.62%,比 2012 年(3.52%)上升 2.84%。

25　低出生体重儿:出生体重小于 2500g 的活产儿。低出生体重儿发生率全球平均水平为 15.5%,发达地区水平为 7.0%。

1.4 母乳喂养

2013 年北京市户籍人口新生儿母乳喂养率为 95.82%,其中纯母乳喂养率为 72.04%。6 个月内婴儿母乳喂养率为 91.75%,其中纯母乳喂养率为 68.65%。

1.5 与营养有关的常见疾病 [26]

2013 年北京市 0~6 岁户籍儿童与营养有关的常见疾病主要为贫血、佝偻病、营养不良和肥胖。

贫血患病率:0~6 岁儿童为 2.34%。

佝偻病患病率:0~2 岁儿童为 0.02%。

营养不良情况:5 岁以下儿童低体重患病率为 0.11%,生长迟缓患病率为 0.14%,消瘦患病率为 0.13%,肥胖率为 3.3%。

2. 中小学生健康 [27]

2.1 生长发育水平

2.1.1 身高

2012—2013 学年度北京市 17 岁组男生平均身高为 174.54cm,女生平均身高为 161.97cm(见表 20)。

表 20 2012—2013 学年度北京市年龄别男女学生平均身高

年龄(岁)	男生(cm)	女生(cm)
6~	122.79	121.44
7~	127.53	126.18
8~	133.24	131.98
9~	138.31	137.73
10~	144.18	144.70
11~	150.10	151.10
12~	157.47	156.31
13~	163.88	158.99
14~	169.03	160.60
15~	172.28	161.53
16~	173.86	161.92
17	174.54	161.97

---

26 资料来源于 2013 年北京市 0~6 岁儿童健康体检和血红蛋白检测数据。
27 数据来源于北京市中小学生健康信息管理系统。

2.1.1.1　性别分布

10 岁之前,男生平均身高高于女生。

女生在 9 岁时先于男生进入第二次生长发育突增期,10 岁 ~、11 岁 ~ 时身高平均水平超过男生。

男生在 11 岁时进入第二次生长发育突增期,12 岁时身高平均水平赶上并超过女生。

12 岁以后,女生身高增长趋缓,男女身高差异逐渐加大。17 岁男生平均身高比女生高 12.58cm(见图 59)。

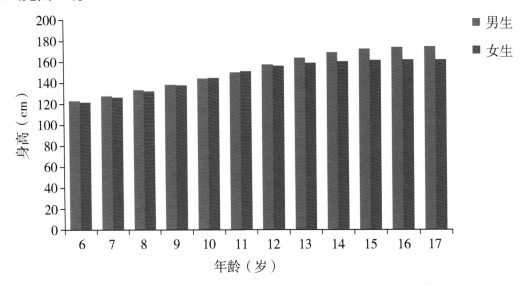

图 59　2012—2013 学年度北京市男女生年龄别平均身高

2.1.1.2　增长情况

与 2011—2012 学年度数据相比,北京市 6~17 岁男、女生身高平均增长 0.15cm 和 0.17cm(见表 21)。

表 21　2012—2013 学年度北京市学生与上学年度平均身高差值

年龄(岁)	男生(cm)	女生(cm)
6~	−0.17	−0.09
7~	−0.04	0.01
8~	0.47	0.37
9~	−0.19	−0.22
10~	0.40	0.50
11~	0.15	0.25
12~	0.49	0.40
13~	0.21	0.15
14~	0.07	0.16
15~	0.24	0.22
16~	0.15	0.25
17	0.03	0.05
平均值	0.15	0.17

　　男生身高 17 岁组比 6 岁组高 51.76cm，每增加一岁，身高平均增加 4.71cm。其中 11 岁、12 岁、13 岁是身高增长较快的年龄段，分别增加了 5.92cm、7.37cm、6.41cm。16 岁以后男生身高增长逐渐趋于平缓。

　　女生身高 17 岁组比 6 岁组高 40.53cm，每增加一岁，身高平均增加 3.68cm。其中 10 岁、11 岁是身高增长最快的年龄段，分别增加了 6.97cm、6.40cm。14 岁以后女生身高增长逐渐趋于平缓（见图 60）。

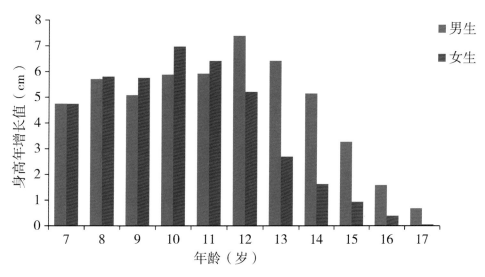

图 60　2012—2013 学年度北京市男女生年龄别平均身高增长值

2.1.2　体重

北京市 17 岁年龄组男生平均体重达到 71.15kg、女生平均体重达到 57.30kg（见表 22）。

表 22　2012—2013 学年度北京市年龄别男女学生平均体重

年龄（岁）	男生（kg）	女生（kg）
6~	25.36	23.64
7~	27.97	25.89
8~	31.74	29.28
9~	35.59	33.06
10~	40.73	38.24
11~	46.00	43.49
12~	52.44	48.58
13~	58.08	52.11
14~	63.13	54.77
15~	66.82	56.18
16~	69.48	56.98
17	71.15	57.30

2.1.2.1 性别分布

各年龄组男生的平均体重均高于女生，12 岁以后男女生体重差距加大，17 岁男生平均体重超出女生 13.84kg（见图 61）。

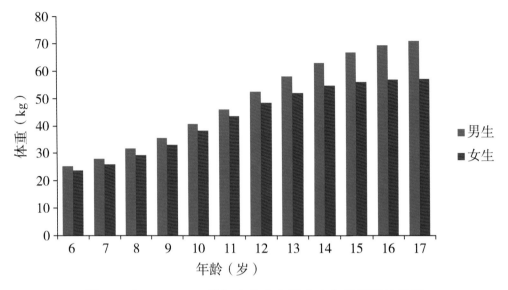

图 61 2012—2013 学年度北京市男女生年龄别平均体重

2.1.2.2 增长情况

与 2011—2012 学年度数据相比，北京市 6~17 岁男、女生体重平均增长 0.40kg 和 0.28kg，其中 16 岁增长值最大，男生为 0.90kg，女生为 0.47kg（见表 23）。

表 23 2012—2013 学年度北京市学生与上一学年度平均体重差值

年龄（岁）	男生（kg）	女生（kg）
6~	0.01	0.05
7~	0.16	0.06
8~	0.51	0.35
9~	−0.22	−0.17
10~	0.39	0.58
11~	0.28	0.34
12~	0.70	0.41
13~	0.62	0.24
14~	0.20	0.28
15~	0.66	0.31
16~	0.90	0.47
17	0.60	0.41
平均值	0.40	0.28

男生体重 17 岁组比 6 岁组增加了 45.79kg,每增长一岁,体重平均增加 4.16kg。其中 12 岁和 13 岁是体重增长幅度最大的年龄,分别增加了 6.44kg 和 5.64kg。

女生体重 17 岁比 6 岁增加了 33.66kg,每增长一岁,体重平均增加 3.06kg。其中 10 岁、11 岁、12 岁是体重增长幅度最大的年龄组,分别增加了 5.18kg、5.25kg 和 5.09kg(见图 62)。

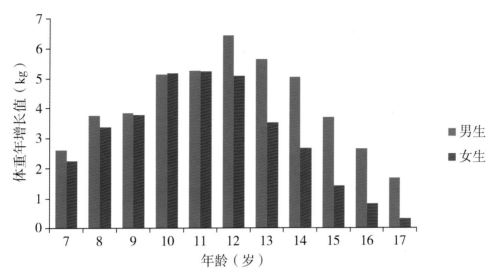

图 62　2012—2013 学年度北京市学生平均体重比前一年龄组增长值

2.1.3　肺活量

北京市 17 岁年龄组男生平均肺活量为 4006.44ml、女生平均肺活量为 2688.43ml。

2.1.3.1　性别分布

各年龄组男生的平均肺活量均高于女生,12 岁以后男女生肺活量差距加大,17 岁男生平均肺活量比女生高 1318.01ml(见表 24、图 63)。

表 24　2013 年北京市学生年龄别平均肺活量

年龄	男生(ml)	女生(ml)
6	779.38	719.56
7	1033.87	962.96
8	1245.90	1151.70
9	1448.23	1332.62
10	1744.17	1632.46
11	2032.78	1902.03
12	2443.30	2187.65
13	2870.15	2376.06
14	3227.70	2472.03
15	3561.99	2532.22
16	3799.91	2622.61
17	4006.44	2688.43

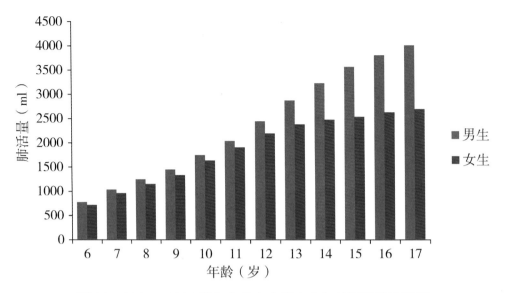

图63 2012—2013学年度北京市男女生年龄别平均肺活量

2.1.3.2 增长情况

与2011—2012学年度数据相比,北京市6~17岁男生肺活量平均降低了121.02ml、女生肺活量平均降低了92.64ml。13岁及以上各年龄组男女生肺活量降低值均超过100ml(见表25)。

表25 2012—2013学年度北京市学生平均肺活量与上一学年度差值

年龄(岁)	男生(ml)	女生(ml)
6~	−219.99	−199.14
7~	−73.65	−55.74
8~	−41.40	−31.65
9~	−79.48	−80.05
10~	−56.57	−31.69
11~	−76.83	−52.84
12~	−74.43	−58.47
13~	−126.76	−105.31
14~	−207.77	−157.10
15~	−166.74	−113.30
16~	−181.22	−109.40
17	−147.44	−117.03
平均值	−121.02	−92.64

男生肺活量17岁组比6岁组增加了3227.06ml,每增长一岁,肺活量平均增加293.37ml。其中12岁和13岁是肺活量增长幅度最大的年龄,分别增加了410.52ml和426.84ml。

女生肺活量17岁组比6岁组增加了1968.87ml,每增长一岁,肺活量平均增加

178.99ml。其中 10 岁、11 岁和 12 岁是肺活量增长幅度最大的年龄,分别增加了 299.84ml、269.58ml 和 285.61ml(见图 64)。

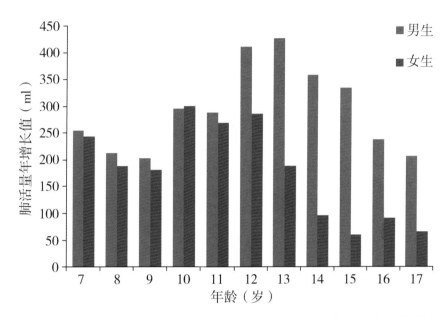

图 64　2012—2013 学年度北京市学生平均肺活量比前一年龄组增长值

2.2　学生常见病

2.2.1　沙眼

2012—2013 学年度,北京市中小学生沙眼检出率为 0.29%,与 2011—2012 学年度基本持平。

男生沙眼检出率为 0.30%,女生为 0.27%,男生高于女生。城区为 0.09%,郊区为 0.55%,郊区高于城区。

2.2.2　缺铁性贫血

2012—2013 学年度,北京市中小学生缺铁性贫血检出率为 2.00%,较 2011—2012 学年度(1.72%)上升了 16.28%。

2.2.2.1　性别分布

中小学男生缺铁性贫血检出率为 1.46%,女生为 2.59%,女生高于男生。

2.2.2.2　年级分布

缺铁性贫血检出率在小学一至五年级呈下降趋势;六年级开始随年级的增长而上升,女生检出率增长幅度大于男生(见图 65)。

2.2.2.3　地区分布

北京市城区学生缺铁性贫血检出率为 1.59%,郊区为 2.51%,郊区高于城区(见图 66)。

2.2.3　视力不良

2012—2013 学年度,北京市中小学生视力不良检出率为 62.96%。与 2011—2012 学年度基本持平。

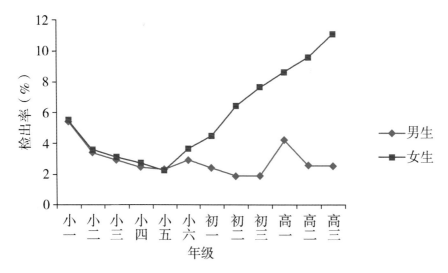

图 65　2012—2013 学年度北京市学生缺铁性贫血不同年级检出率

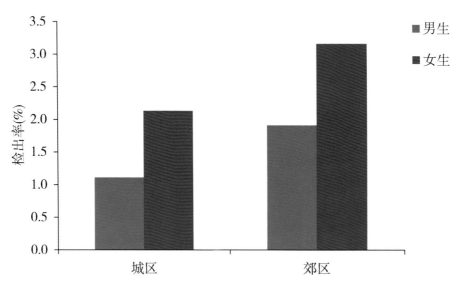

图 66　2012—2013 学年度北京市不同地区中小学生缺铁性贫血检出率

2.2.3.1　性别分布

男生视力不良检出率为 59.64%，女生为 66.62%，女生高于男生。

2.2.3.2　年级分布

小学生视力不良率为 49.77%，初中生为 77.07%，高中生为 87.83%，职业高中学生为 69.23%（见图 67）。

小学阶段：小学一年级学生视力不良检出率为 33.75%，视力不良检出率随年级的升高迅速增长，小学六年级达到 70.57%。

初中阶段：视力不良检出率继续随着年级的升高而上升。初一年级视力不良检出率为 72.23%，初三年级为 81.98%。

高中阶段：高中一年级学生视力不良检出率为 87.11%，高三年级学生达到 88.79%。职业高中学生视力不良检出率明显低于普通高中，职业高中一年级为 66.60%，职业高中三年级达到 72.48%（见图 68，表 26）。

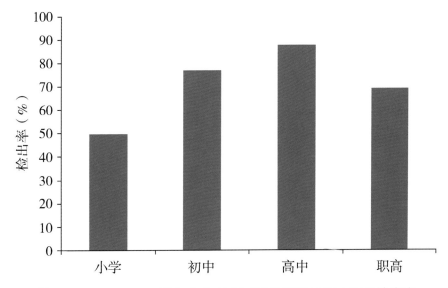

图 67　2012—2013 学年度北京市不同类型学校视力不良检出率

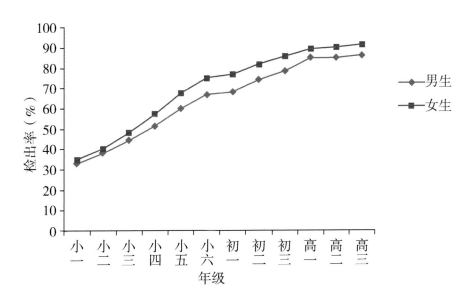

图 68　2012—2013 学年度北京市不同年级男女生视力不良检出率

表 26　2012—2013 学年度各类学校各年级男女生视力不良检出率

学校类型	年级	男生（%）	女生（%）	合计（%）
	一年级	32.72	34.97	33.75
	二年级	38.00	40.32	39.08
	三年级	44.33	48.40	46.22
小学	四年级	51.50	57.38	54.19
	五年级	59.87	67.66	63.51
	六年级	66.69	75.01	70.57
	小计	47.49	52.42	49.77

续表

学校类型	年级	男生(%)	女生(%)	合计(%)
初中	初一	68.15	76.81	72.23
	初二	73.98	81.80	77.71
	初三	78.44	85.82	81.98
	初四	78.40	89.46	83.54
	小计	73.24	81.29	77.07
高中	高一	84.75	89.31	87.11
	高二	84.85	90.05	87.58
	高三	85.89	91.32	88.79
	小计	85.16	90.24	87.83
职业高中	一年级	64.67	75.53	69.60
	二年级	63.57	72.48	67.85
	三年级	68.71	75.53	72.48
	四年级	83.33	—	83.33
	小计	64.65	74.26	69.23
合计		59.64	66.62	62.96

2.2.3.3　地区分布

城区学生视力不良检出率为 67.07%,郊区学生为 56.68%,城区高于郊区。与 2011—2012 学年度(65.37%)相比城区检出率增长了 2.60%,郊区(57.32%)降低了 1.12%。

2.2.4　肥胖

2012—2013 学年度北京市中小学生肥胖检出率为 21.46%,与 2011—2012 学年度(20.7%)相比上升了 3.47%。

2.2.4.1　性别分布

男生肥胖检出率为 26.97%,女生为 15.86%,男生高于女生。

2.2.4.2　年级分布

小学生肥胖检出率为 20.92%,初中生为 23.70%,普通高中生为 19.95%,职业高中学生为 21.96%。

小学阶段:小学阶段肥胖检出率随年级增加而上升,到六年级达到 26.32%。

初中阶段:肥胖检出率高峰出现在初中一年级,为 26.06%。随后,男女生肥胖检出率整体呈下降趋势。

高中阶段:女生肥胖检出率进一步下降,在高三年级时出现小幅回升;男生的肥胖检出率在高中阶段呈上升趋势。

男生在小学六年级肥胖检出率最高,为 32.16%;女生在初一年级肥胖检出率最高,为 20.52%(见图 69)。

2.2.4.3　地区分布

城区学生肥胖检出率为 20.80%,郊区学生为 22.45%,郊区高于城区(见图 70)。

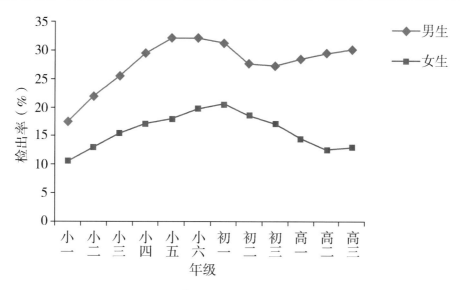

图 69 2012—2013 学年度北京市各年级男女生肥胖检出率

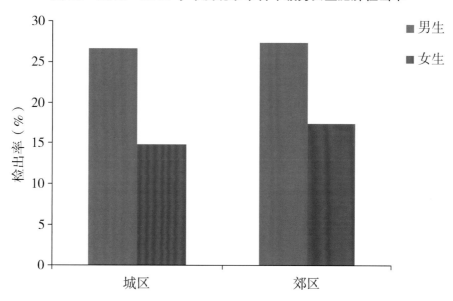

图 70 2012—2013 学年度北京市城郊学生肥胖检出率

2.2.5 恒牙龋齿

2.2.5.1 患龋率

2012—2013 学年度,北京市中小学生恒牙患龋率为 17.86%,较 2011—2012 学年度(18.06%)下降了 1.11%。

男生恒牙患龋率为 14.39%,女生为 21.66%,女生高于男生。

城区学生恒牙患龋率为 21.05%,郊区学生为 12.94%,城区高于郊区(见图 71)。

恒牙患龋率随年龄增长呈上升趋势。小学生恒牙患龋率为 11.12%;初中学生为 24.09%;高中生为 30.82%(见图 72)。

2.2.5.2 龋均

2012—2013 学年度,北京市中小学生恒牙龋均为 0.35,与 2011—2012 学年度(0.36)持平。

男生恒牙龋均为 0.26,女生为 0.44,女生高于男生。

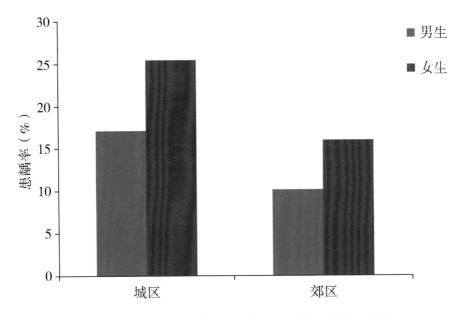

图 71 2012—2013 学年度北京市城郊学生恒牙患龋率

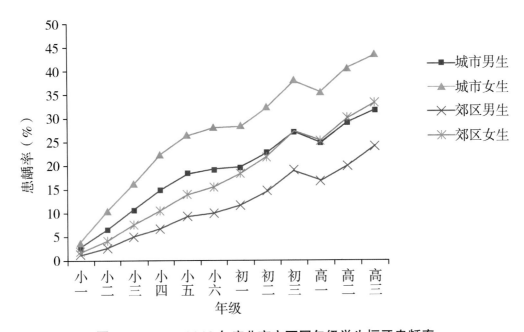

图 72 2012—2013 年度北京市不同年级学生恒牙患龋率

城区学生恒牙龋均为 0.43,郊区学生为 0.22,城区高于郊区(见图 73)。

恒牙龋均随着年龄的增长而增高,小学生恒牙龋均为 0.19,初中学生为 0.47,高中学生为 0.70(见图 74)。

2.2.5.3 龋齿充填率

2012—2013 学年度,北京市中小学生恒牙龋齿充填率为 46.25%,较 2011—2012 学年度(45.15%)上升了 2.44%。

男生恒牙龋齿充填率为 43.74%,女生为 47.90%,女生高于男生。

城区学生恒牙龋齿充填率为 51.35%,郊区为 31.15%,城区高于郊区(见图 75)。

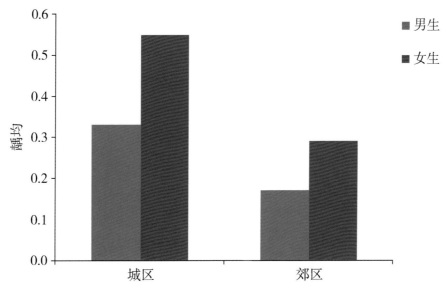

图 73　2012—2013 学年度北京市城郊学生恒牙龋均

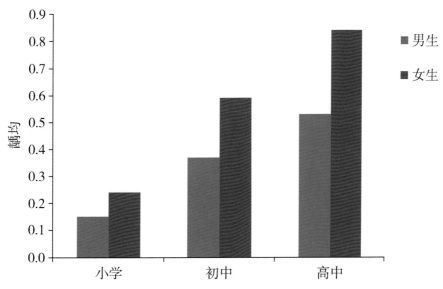

图 74　2012—2013 学年度北京市不同学段学生恒牙龋均

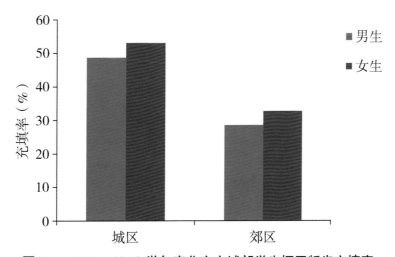

图 75　2012—2013 学年度北京市城郊学生恒牙龋齿充填率

小学生恒牙龋齿充填率为 39.92%,初中学生为 45.85%,高中学生为 54.72%。

2.3 健康相关危险行为

2.3.1 吸烟情况 [28]

2.3.1.1 尝试吸烟率

中小学生尝试吸烟率为 16.29%,男生为 22.93%,女生为 9.84%。

小学生的尝试吸烟率为 6.72%,男生为 9.91%,女生为 3.33%。中学生的尝试吸烟率为 20.40%,男生为 28.84%,女生为 12.45%(见图 76)。

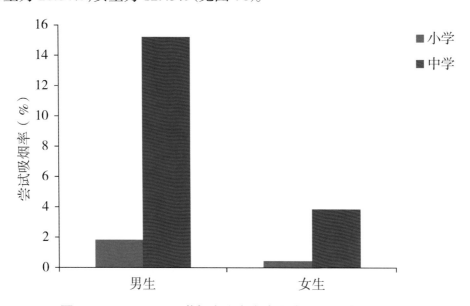

图 76　2012—2013 学年度北京市中小学男女生尝试吸烟率

2.3.1.2 现在吸烟率

中小学生现在吸烟率为 6.91%,男生为 11.07%,女生为 2.88%。

小学生现在吸烟率为 1.20%,男生为 1.83%,女生为 0.45%。中学生现在吸烟率为 9.35%,男生为 15.21%,女生为 3.86%(见图 77)。

2.3.1.3 二手烟暴露率 [29]

中小学生在家里、室内公共场所、室外公共场所的二手烟暴露率分别为 45.92%、68.93% 和 64.29%。

小学生在家里、室内公共场所、室外公共场所的二手烟暴露率分别为 42.81%、65.32% 和 59.78%;中学生在家里、室内公共场所、室外公共场所的二手烟暴露率分别为 47.48%、70.73% 和 66.54%(见图 78)。

28　采用现况调查研究方法,对北京市小学、各类中学(初中、高中、职高)共计 160 所学校的 5609 名小学生,13 122 名中学生进行匿名自填式问卷调查。

29　二手烟暴露是指不吸烟者过去 30 天内至少有一天暴露在有烟的环境中(家里、室内室外公共场所)的比例。

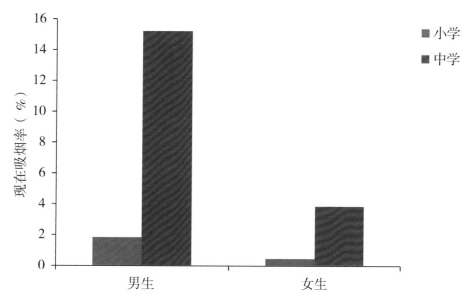

图 77　2012—2013 学年度北京市中小学男女生现在吸烟率

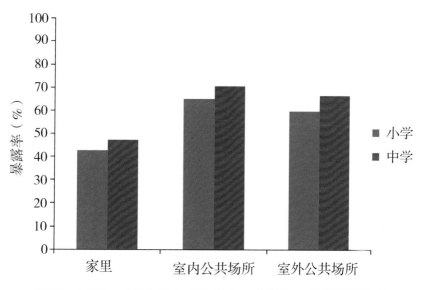

图 78　2012—2013 学年度北京市中小学生二手烟暴露情况

2.3.2　交通伤害相关行为 [30]

2.3.2.1　不安全骑车行为

2011—2012 学年度,会骑自行车的学生中,不安全骑车行为发生率为 66.13%。其中,骑车载人率为 25.46%,骑车戴耳机率为 16.92%,骑车逆行率为 12.29%,骑车双手离把率为8.76%,在机动车道上骑车率为 8.52%,骑车闯红灯/乱穿马路率为 6.67%。

2.3.2.1.1　性别分布

除"骑车戴耳机"行为发生率女生略高于男生外,其余各项不安全骑车行为发生率男生均高于女生(见表 27)。

30　数据来源于 2011—2012 学年度北京市中小学生伤害流行现状调查。

表 27　2011—2012 学年度男女学生不安全骑车行为发生率

不安全骑车行为	男生（%）	女生（%）
骑车载人	25.88	25.05
骑车戴耳机	16.87	16.97
骑车逆行	15.02	9.57
骑车双手离把	13.66	3.87
在机动车道上骑车	11.41	5.64
骑车闯红灯／乱穿马路	8.94	4.41

2.3.2.1.2　地区分布

除"在机动车道上骑车"发生率城区学生高于郊区外，其他各项不安全骑车行为发生率均为郊区高于城区（见表 28）。

表 28　2011—2012 学年度城郊学生不安全骑车行为发生率

不安全骑车行为	城区（%）	郊区（%）
骑车载人	16.99	30.66
骑车戴耳机	16.53	17.16
骑车逆行	12.27	12.30
骑车双手离把	8.29	9.04
在机动车道上骑车	8.69	8.42
骑车闯红灯／乱穿马路	6.37	6.86

2.3.2.1.3　年龄分布

随着年龄的增加，学生不安全骑车行为发生率逐渐增高（见表 29）。

表 29　2011—2012 学年度不同学段学生不安全骑车行为发生率

不安全骑车行为	小学（1~3 年级）（%）	小学（4~6 年级）（%）	初中（%）	高中（%）
骑车载人	3.92	19.19	30.12	35.58
骑车戴耳机	0.44	6.19	21.89	28.33
骑车逆行	3.16	5.49	15.56	18.86
骑车双手离把	1.46	4.85	12.18	12.04
在机动车道上骑车	1.52	3.48	10.40	13.97
骑车闯红灯／乱穿马路	1.33	1.82	8.38	11.43

2.3.2.2　不安全步行行为

2011—2012 学年度，北京市中小学生过马路闯红灯的行为发生率为 39.96%，男生为 41.49%，女生为 38.49%，男生高于女生；城区为 43.56%，郊区为 37.69%，城区高于郊区（见图 79）。

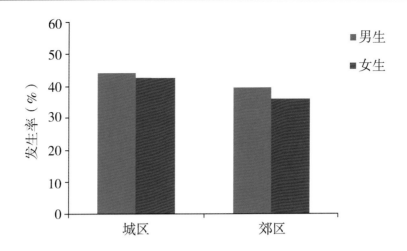

图 79　2011—2012 学年度北京市中小学生闯红灯行为发生率

中小学生过马路不走专用安全通道[31]的行为发生率为 49.90%，男生为 52.05%，女生为 47.83%，男生高于女生。城区为 51.70%，郊区为 47.03%，城区高于郊区（见图 80）。

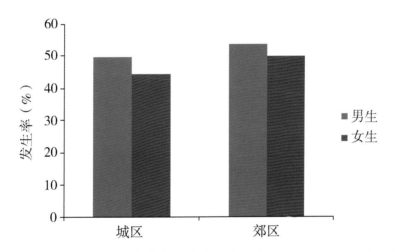

图 80　2011—2012 学年度北京市中小学生不走专用安全通道行为发生率

2.3.2.3　不安全乘车行为

中小学生乘坐机动车时不系安全带行为的发生率为 84.34%。男生为 84.05%，女生为 84.62%。城区为 84.35%，郊区为 84.33%（见图 81）。

2.4　健康相关环境因素[32]

2.4.1　教室噪声[33]

2013 年北京市中小学校教室噪声合格率 86.8%，城区为 82.0%，郊区为 94.4%。

31　专用安全通道：指人行横道、过街天桥和地下通道。
32　数据来源于 2012 年北京市中小学校教学环境卫生监测结果，涵盖 1160 所中小学校的 2289 间教室。
33　教室噪声标准：依据《学校卫生监督综合评价》（GB/T 18205—2000），教室噪声≤50dB。

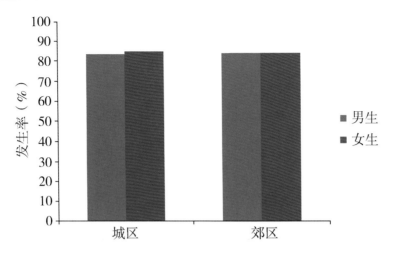

图 81　2011—2012 学年度北京市中小学生乘坐机动车不系安全带行为发生率

2.4.2　教室二氧化碳浓度 [34]

2013 年北京市中小学校教室二氧化碳浓度合格率为 85.6%,城区为 88.9%,郊区为 81.1%。

2.4.3　教室温度 [35]

2012 年北京市中小学校教室温度合格率为 93.9%,城区为 96.8%,郊区为 89.4%。

2.4.4　教室人均面积 [36]

2012 年北京市中小学校教室人均面积合格率为 83.9%,城区为 84.6%,郊区为 83.1%。

2.4.5　消毒合格率

2013 年学校医务室消毒合格率为 99.0%,其中压力蒸汽灭菌器、消毒剂、紫外线灯、一次性医疗用品合格率达 100%,空气、物表、手、污水污物消毒合格率分别为 97.2%、97.9%、93.5% 和 90.0%。

2013 年托幼机构消毒合格率为 94.8%,其中空气消毒合格率为 97.5%,餐饮具消毒合格率为 96.7%,手消毒合格率为 87.3%,物体表面消毒合格率为 96.1%。

34　教室二氧化碳浓度标准:依据《学校卫生监督综合评价》(GB/T 18205—2000)、《中小学校教室换气卫生标准》(GB/T 17226—1998),教室内空气中 CO_2 含量≤0.15%。

35　教室室温标准:依据《学校卫生监督综合评价》(GB/T 18205—2000)、《中小学校教室采暖温度标准》(GB/T 17225—1998),采暖季节教室温度≥16℃。

36　教室人均面积标准:依据《学校卫生监督综合评价》(GB/T 18205—2000),教室人均面积中学≥1.22m²,小学≥1.15m²。

七、健康素养[37]

1. 基本医疗素养

1.1 总体情况

北京市居民基本医疗素养水平为22.1%,其中科学就医素养水平为28.1%,基本公共卫生服务利用素养水平为15.9%(见图82)。

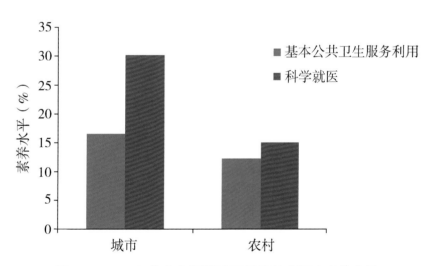

图82　2012年北京市不同地区居民基本医疗素养水平

1.1.1 性别分布

男性居民基本医疗素养水平为20.5%,女性为23.8%,女性高于男性。

1.1.2 年龄分布

20岁~、30岁~居民基本医疗素养水平较高,分别为25.6%和25.0%,15~19岁组最低,为17.5%(见图83)。

37　资料来源于北京市疾病预防控制中心2012年开展的健康素养监测,共涉及北京市16个区县15~69岁的城乡居民11 362人。

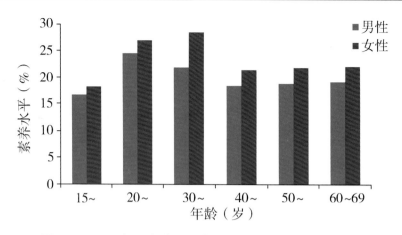

图83　2012年北京市不同年龄居民基本医疗素养水平

1.1.3　地区分布

城市居民基本医疗素养水平为23.0%,农村居民为16.7%,城市高于农村。

1.2　科学就医素养[38]

北京市居民正确认知疾病和治疗效果、正确认识医疗机构、就诊后遵医行为的素养水平分别为45.6%、18.8%和17.5%(见图84)。

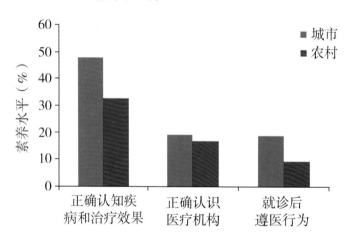

图84　2012年北京市不同地区居民科学就医素养水平

1.2.1　性别分布

男性居民科学就医素养水平为26.1%,女性为30.1%,女性略高于男性。

1.2.2　年龄分布

20岁～、30岁～居民科学就医素养最高,分别为35.9%和38.0%,15~19岁组最低(见图85)。

1.2.3　地区分布

城市居民科学就医素养水平为30.2%,农村居民为15.0%,城市高于农村。

38　科学就医素养包括正确认知疾病和治疗效果素养、正确认识医疗机构素养以及就诊后遵医行为素养。

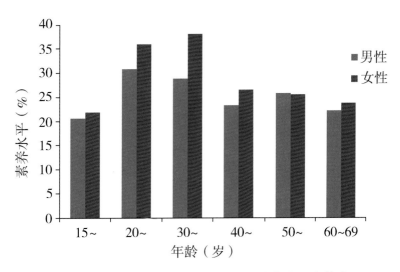

图 85　2012 年北京市不同年龄居民科学就医素养水平

1.3 基本公共卫生服务利用素养

1.3.1 性别分布

男性居民基本公共卫生服务利用素养水平为 14.8%,女性为 17.2%,女性高于男性。

1.3.2 年龄分布

男性居民 20 岁年龄组基本公共卫生服务利用素养最高,为 19.0%,女性居民 30 岁年龄组最高,为 20.0%(见图 86)。

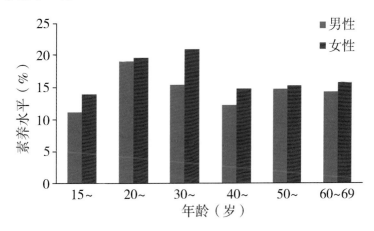

图 86　2012 年北京市不同年龄居民基本公共卫生服务利用素养水平

1.3.3 地区分布

城市居民基本公共卫生服务利用素养水平为 16.5%,农村居民为 12.2%,城市高于农村。

2. 科学健康观素养

北京市居民科学健康观素养水平为 59.2%。

2.1 性别分布

男性居民科学健康观素养水平为57.9%,女性为60.7%,女性略高于男性。

2.2 年龄分布

20岁~、30岁~居民科学健康观素养水平高于其他年龄组;60岁~男性科学健康观素养水平高于女性,其他年龄组均呈现女性高于男性(见图87)。

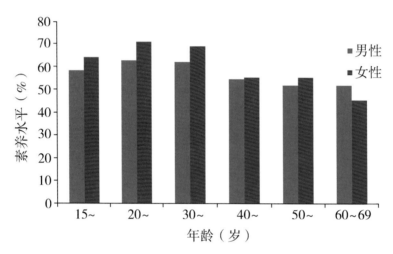

图87 2012年北京市不同年龄居民科学健康观素养水平

2.3 地区分布

城市居民科学健康观素养水平为61.7%,农村居民为44.1%,城市高于农村。

3. 健康信息获取理解与应用素养

北京市居民健康信息获取、理解与应用素养水平为26.7%。

3.1 性别分布

男性居民素养水平为24.9%,女性为28.7%,女性高于男性。

3.2 年龄分布

20岁~、30岁~居民素养水平较高,分别为31.8%和30.9%。60岁组男性素养水平高于女性,其他各年龄组均为女性高于男性(见图88)。

3.3 地区分布

城区居民素养水平为28.8%,农村居民为13.7%,城市高于农村。

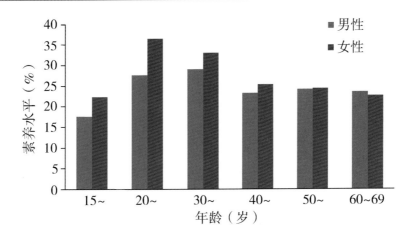

图88   2012年北京市不同年龄居民健康信息获取理解与应用素养水平

八、医疗卫生服务

1. 经费投入 [39]

2013 年北京市财政为公立医院拨款 751 752 万元,比 2012 年(702 498 万元)增长 7.01%。基层医疗卫生机构财政拨款 337 258 万元,比 2012 年(274 921 万元)增长 22.67%。公共卫生拨款 281 894 万元,与 2012 年(282 233 万元)基本持平。

2. 机构及人员数量 [40]

2.1 机构数量

2013 年北京市有医疗卫生机构 10 141 家,其中医疗机构 9984 家,疾病预防控制机构 32 家,卫生监督所(中心)18 家,医学科研机构 28 家,采供血机构 7 家,其他卫生机构 72 家。

2.2 人员数量

2013 年北京市卫生人员总数为 294 012 人。卫生技术人员 229 720 人,其中执业(助理)医师 85 819 人,每千常住人口 [41] 执业(助理)医师 4.1 人;注册护士 100 652 人,每千常住人口注册护士 4.8 人;药师等其他卫生技术人员 43 249 人(见图 89)。

医院人员总数为 215 262 人,其中卫生技术人员 170 571 人,占 79.2%。

北京市基层医疗卫生机构人员总数为 59 319 人,其中卫生技术人员 46 127 人,占 77.8%。北京市社区卫生服务机构人员总数为 30 323 人,其中卫生技术人员 25 122 人,占 82.8%。

北京市疾病预防控制机构人员总数为 4089 人,其中卫生技术人员 3008 人,占 73.6%。

---

39 资料来源于北京市财政局。
40 机构数和人员数均含 15 家驻京部队医疗机构数据。
41 人口数为 2013 年北京市常住人口数。

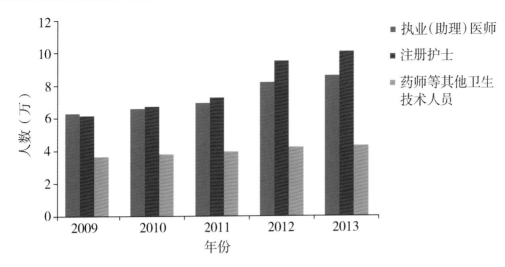

图 89　2009—2013 年北京市卫生技术人员数量变化情况

3. 诊疗服务

3.1　床位数 [42]

2013 年北京市医疗机构编制床位总数为 116 801 张,比 2012 年(105 893 张)增长 3.9%;实有床位总数为 122 754 张,比 2012 年(100 167 张)增长 3.9%。其中医院编制床位总数为 106 546 张,比 2012 年(95 826 张)增长 4.1%;实有床位总数为 115 278 张,比 2012 年(92 610 张)增长 4.3%。社区卫生服务中心编制床位总数为 6820 张,比 2012 年(6704 张)增长 1.7%;实有床位总数为 4548 张,比 2012 年(4745 张)减少 4.2%。

2013 年医疗机构每千常住人口编制床位为 5.5 张,比 2012 年(5.1 张)增长 2.0%;每千常住人口实有床位为 5.8 张,比 2012 年(4.8 张)增长 2.1%。

3.2　床位使用率

2013 年北京市医疗机构 [43] 编制床位使用率为 81.2%,实有床位使用率为 80.4%。其中,医院编制床位使用率为 85.5%,实有床位使用率为 82.1%;社区卫生服务中心编制床位使用率为 23.2%,实有床位使用率 37.0%。

与 2012 年相比 [44],北京市医疗机构编制床位使用率降低 0.81%,实有床位使用率降低 0.85%;医院编制床位使用率降低 0.64%,实有床位使用率降低 0.95%。

3.3　诊疗人数

2013 年北京市医疗机构 [45] 诊疗人次数达 21 882.5 万人次,出院人次数达 291.5 万人次。与

42　2013 年床位数包含 15 家驻京部队医院的数据,本处同期对比未包含驻京部队医院。
43　包括医院、妇幼保健院、社区卫生服务中心、站和专科疾病防治院,含 15 家驻京部队医院。
44　此处同期对比未包含驻京部队医院。
45　含驻京部队医疗机构,包括诊所、医务室和村卫生室。

2012 年相比, 诊疗人次数增加 2144.0 万人次, 增长 10.9%; 出院人次数增加 22.2 万人次, 增长 8.2%。

3.4 平均住院日 [46]

2013 年北京市医疗机构平均住院日为 11.0 日, 比 2012 年 (11.2 日) 缩短了 0.2 日。医院平均住院日为 11.0 日, 比 2012 年 (11.3 日) 缩短了 0.3 日; 社区卫生服务中心平均住院日为 16.3 日, 比 2012 年 (15.2 日) 延长了 1.1 日。

3.5 人均医疗花费 [47]

2013 年北京市二级以上公立医院门诊病人次均医药费 393.3 元, 与 2012 年相比, 上升 5.1%。住院病人人均医药费用 18 495.9 元, 与 2012 年相比上升 3.7% (见表 30)。

表 30　2013 年北京市医疗机构门诊及住院病人平均医药费用

项目	公立医院 (元)		社区卫生
	三级	二级	服务中心 (元)
门诊病人	430.6	297.3	155.3
住院病人	19 765.4	13 371.4	5433.9

3.6 急救

2013 年北京市新建及调整急救站 21 个, 累计急救站达到 272 个, 2013 年总出车超过 60 万次。

2013 年北京市 120 网络和北京市红十字会急诊抢救中心急救网络接诊 56.8 万人次, 其中急救危重病人 9.8 万人次, 普通病人 47.0 万人次。

表 31　2013 年北京市院前急救病人前十位疾病构成 [48]

顺位	疾病名称	构成比 (%)
1	损伤和中毒	28.9
2	循环系统疾病	28.8
3	其他	12.1
4	呼吸系统疾病	11.0
5	神经系统疾病	6.6
6	消化系统疾病	4.8
7	肿瘤	2.3
8	内分泌、营养和代谢	1.9
9	妊娠、分娩及产褥期疾病	1.8
10	泌尿生殖系统疾病	1.8

46　含驻京部队医疗机构数据, 精神病专科医院住院情况不纳入统计。
47　费用增幅采用扣除物价上涨因素后的可比价格计算。
48　资料来源于北京市 120 网络、北京市红十字会急诊抢救中心统计数据。

3.7 健康体检

2013 年北京市具有健康体检服务资质的医疗机构为 195 家,比 2012 年增加 8 家。

2013 年北京市专项体检中,机动车驾驶员体检 486 891 人,体检合格率为 98.8%;残疾人机动轮椅车驾驶员体检 826 人,体检合格率为 90.7%;药品从业人员体检 15 253 人,体检合格率为 94.5%;教师资格认定体检 14 062 人,体检合格率为 99.7%。

3.8 残疾人体检与康复

2013 年北京市残联开展了重度残疾人免费体检项目,累计为 24 162 名重度残疾人开展了健康体检和康复需求评估。

北京市残联共计投入约 2.2 亿元,主要用于北京康复中心(西山医院)、房山区精神康复中心、海淀区精神康复中途宿舍、区康复医院(月华医院)的改扩建工程和 14 个区县儿童早期综合发展服务中心康复器材的配备,并为 1785 名重度精神残疾人提供了居家和社区康复服务,为 1430 名重度肢体残疾人提供了居家康复服务。

4. 公共卫生服务

4.1 社区卫生服务

2013 年北京市已建成社区卫生服务中心 327 家,其中正常运行 325 家;已建成社区卫生服务站 1968 家,其中正常运行 1596 家。注册全科医生为 5922 人,护士为 7387 人,专职防保人员 2857 人。

2013 年北京市社区卫生服务机构诊疗总人次 52 629 437 人次,其中门急诊 52 155 709 人次;累计签约开展家庭医生式服务[49]户数 4 181 895 户,累计签约人数 9 062 552 人,重点人群签约 3 970 593 人。

2013 年北京市社区卫生服务机构共建立居民健康档案[50]16 694 945 份,其中电子健康档案 15 575 212 份,健康档案电子化率 75.20%,健康档案使用率 35.16%。[51]

4.2 疫苗接种

2013 年北京市免疫规划疫苗共 17 种,其中 12 种用于常规接种(卡介苗、乙肝疫苗、甲肝疫苗、脊髓灰质炎疫苗、无细胞百白破疫苗、白破疫苗、麻风疫苗、麻风腮疫苗、麻疹疫苗、

49　家庭医生式服务是开展以社区卫生服务团队为核心,以居民健康管理为主要内容,在充分告知、自愿签约、自由选择、规范服务的原则下,社区卫生服务团队与服务家庭签订协议,并通过与居民建立相对稳定的服务关系,为居民提供主动、连续、综合的健康责任制管理。

50　数据来源于北京市社区卫生报表系统常规监测。

51　健康档案建档率 = 建档人数 / 辖区内常住居民数 ×100%;常住人口计算依据为北京市统计局公布 2012 年末常住人口数;电子健康档案建档率 = 建立电子健康档案人数 / 辖区内常住居民数 ×100%;使用率 = 一年内使用过的居民健康档案 / 居民个人健康档案份数 ×100%。

乙脑减毒活疫苗、A 群流脑疫苗和 A+C 群流脑疫苗),5 种用于重点地区重点人群接种(水痘疫苗、流行性出血热疫苗、炭疽疫苗、钩端螺旋体疫苗和流感疫苗),可以预防 17 种疾病(见表 32)。

表 32　2013 年北京市常住儿童常规免疫接种率 [52]

疫苗	应种人数	实种人数	接种率(%)
脊髓灰质炎疫苗	936 834	936 696	99.99
无细胞百白破三联疫苗	981 112	980 967	99.99
麻疹风疹二联疫苗	286 260	286 120	99.95
麻风腮三联疫苗	481 574	481 490	99.98
A 群流脑疫苗	560 471	560 369	99.98
A+C 群流脑疫苗	317 231	317 125	99.97
乙脑减毒活疫苗	502 839	502 710	99.97
百破二联疫苗	208 449	208 116	99.84
甲肝疫苗	510 483	510 433	99.99
乙肝疫苗	787 163	786 821	99.96
麻疹减毒活疫苗	71 589	71 524	99.91
卡介苗	190 551	195 396	99.84

2013 年北京市常规免疫共接种 5 837 767 人次,与 2012 年(5 925 666 人次)相比接种数量减少 1.48%。

2013 年北京市接种季节性流感疫苗 1 543 631 人,比 2012 年(1 642 407 人)减少了 6.01%。

4.3　妇幼保健

4.3.1　婚前医学检查

2013 年北京市婚前医学检查率为 7.2%,出生缺陷发生率为 194.5/ 万,与 2012 年相比均无明显变化(见图 90)。

4.3.2　孕前检查

2013 年北京市共为 18 990 对计划怀孕夫妇进行免费孕前优生健康检查 [53],共发放 72 490 个婚育健康服务包,体检 150 054 人。

4.3.3　婚前及孕产期传染病防控

2013 年北京市婚前检查共筛查 21 195 人,其中发现 HIV 感染者 4 人,均为男性。

孕产期共筛查 206 179 人,检出 22 例 HIV 感染孕产妇,共分娩活产儿 22 例,其中 21 例获得母婴阻断。

52　数据来自"中国免疫规划监测信息管理系统"。卡介苗实种人数包括常住儿童及外来儿童补种数据。卡介苗接种率数据来自于北京市常住人口儿童免疫接种率调查。

53　"免费孕前优生健康检查项目"国家试点区参加区县包括丰台、昌平、平谷、门头沟、房山、通州、顺义、怀柔区。

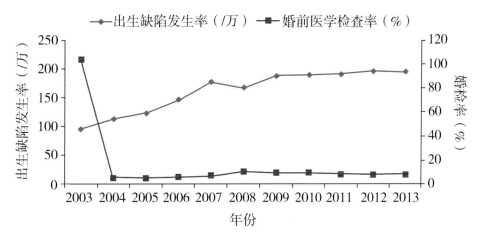

图90　2003—2013年北京市婚检率及出生缺陷率变化趋势

乙肝表面抗原阳性孕产妇分娩活产儿7446例,其中7413例新生儿及时获得乙肝免疫球蛋白免费注射。

4.3.4　农村孕产妇住院分娩补助

2013年北京市为7839名农村孕产妇住院分娩发放补助,每人补助600元。

4.3.5　围孕期叶酸增补

2013年北京市为32 726名围孕期妇女免费发放叶酸,共发放6个月。

4.4　癌症筛查

4.4.1　宫颈癌筛查

2013年北京市共有293 579人参加了宫颈癌免费筛查,检出宫颈癌前病变665例,宫颈微小浸润癌8例,宫颈浸润癌21例。

4.4.2　乳腺癌筛查

2013年北京市共有315 171人参加了乳腺癌免费筛查,检出乳腺癌前病变45例,乳腺微小浸润癌19例,乳腺浸润癌117例。

4.5　口腔卫生服务

4.5.1　乳牙龋齿预防[54]

2013年北京市63家指定医疗机构共为1437所幼儿园的366 163名3~6岁儿童进行了口腔检查,提供免费氟化泡沫预防龋齿服务550 003人次。

4.5.2　恒牙龋齿预防

2013年北京市112家指定医疗机构的医务人员共为231 887名适龄儿童提供了免费服务,对434 661颗恒磨牙进行了窝沟封闭,封闭完好率为91.45%。接受服务的人数较2012年增长23.78%,封闭的牙数比2012年增长60.98%。

54　北京市开展儿童乳牙口腔保健与健康促进项目,其内容包括对3~6岁学龄前儿童进行口腔健康检查、实施规范的氟化泡沫预防龋齿服务,并对学龄前儿童及其家长、幼儿园老师等进行口腔健康教育。

4.5.3　口腔健康示范社区项目

2013 年北京市共为 2190 户居民建立口腔健康档案,其中有 2111 户完成了 2 次家庭指导,有 1778 户达到口腔示范家庭标准;覆盖人数达到 5144 人。

4.6　碘缺乏病监测

4.6.1　碘盐监测

2013 年北京市共抽样检测居民户食盐 5402 件,其中碘盐 5277 件,碘盐覆盖率为 97.5%;碘盐中合格碘盐 5158 件,碘盐合格率为 97.4%,合格碘盐食用率为 95.0%[55]。

4.6.2　重点人群碘营养状况监测[56]

2013 年北京市共调查育龄妇女 3674 人,尿碘中位数 165.7μg/L;成年男性 3678 人,尿碘中位数 173.0μg/L;8~10 岁学生 3852 人,尿碘中位数 174.2μg/L;孕妇 3954 人,尿碘中位数 157.0μg/L。

4.7　公共卫生热线

2013 年北京市公共卫生热线(12320)服务中心共接到各类服务请求 282 806 件次,比 2012 年(313 362 件次)减少 9.8%(见图 91)。

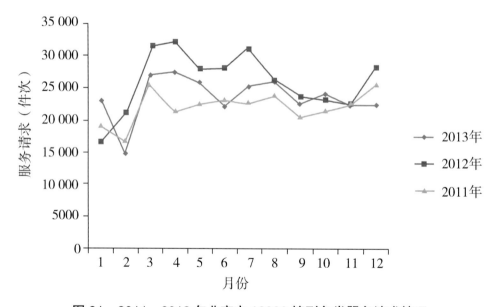

图 91　2011—2013 年北京市 12320 接到各类服务请求情况

2013 年群众咨询最多的问题是就医问题(81 352 件次),其次是预防接种(22 549 件次),第三是政策法规(22 121 件次)。2013 年受理医疗卫生工单总数 4025 件,比 2012 年增加 14.9%。2013 年受理卫生监督投诉举报 5603 件,比 2012 年(7566 件)减少 25.9%。

2013 年北京 12320 网站总点击量 2 349 953 次,比 2012 年(2 233 013 次)增加 5.2%,

---

55　各种率的计算均为人口加权后结果。
56　世界卫生组织、联合国儿基会、国际碘缺乏病防控理事会联合推荐:儿童及成人人群尿碘中位数处于 100~199μg/L,为碘营养适宜;孕妇人群尿碘中位数处于 150~249μg/L,为碘营养适宜。

其中点击量排前三位的栏目是咨询热点(650 428 次)、就医查询(638 428 次)、医院动态(590 421 次)。

4.8 健康传播活动

4.8.1 媒体宣传

4.8.1.1 电台

2013 年北京电台制作播出市民健康促进工作动态消息 80 余篇,节目访谈 33 期,6 个频率共开设日常播出的涉及健康、养生、防病知识的节目 16 档。

4.8.1.2 电视台

2013 年北京电视台共播出公共卫生、健康教育、防病知识科普等卫生健康类新闻 600 余条。

2013 年《养生堂》平均收视率本地为 2.35%,全国为 0.59%。《我是大医生》平均收视率本地为 1.09%,全国为 0.25%;最高收视本地为 1.38%,全国为 0.31%。北京电视台生活频道《健康生活》、《生活实验室》、《生活面对面》、《生活 2013》等栏目为观众讲解健康知识,共播出 449 期。《健康播报》全年收视率平均为 0.84%,《控制血压,促进健康》节目收视率达到 1.88%。

移动电视节目部制作完成《健康防病》宣传片 30 秒,倡导大家勤洗手讲卫生、科学防病,共计播出超过 600 次;《环保达人》栏目制作播出《将环保进行到底——你我身边的环保达人》22 期,以倡导健康生活新理念。地铁电视播放《癌症预防宣传片》7 天,每天 16 次,共计 112 次,总时长 56 分钟;播放《2013 北京脐血库公益宣传片》43 天,每天 6 次,共计 258 次,总时长 64 分 30 秒;播放《西城人口计生》系列宣传片 7 天,每天 8 次,总计 56 次,总时长 28 分钟。

4.8.1.3 新媒体

2013 年北京市健康教育官方微博共发表 3568 篇,粉丝 135 万。北京市健康教育官方微博矩阵中的 18 个区级健康教育官方微博共发表 40 605 篇,粉丝 124 112 人。

4.8.2 健康咨询活动

北京市各级医疗卫生机构及健康教育专业机构共举办公众健康咨询活动 8090 次,直接受众 98.24 万人。

4.8.3 健康传播材料制作

2013 年北京市各级健康教育专业机构共制作电视节目 969 期;在报纸上发表科普文章 338 期,其中北京市疾病预防控制系统共刊发报纸健康专版 44 期,受众 2060 万人;广播节目 319 期;播放音像资料 7063 种,累计播放 27.6 万小时;开发制作各类宣传品 19 590 种,印制 605 万份;制作健康教育宣传栏 13 602 个,更新 1 万余次。

4.8.4 健康大课堂

北京市各级健康教育专业机构共举办各级各类健康大课堂 15 012 场,其中北京市疾病预防控制中心健康大课堂 31 场,区级疾控中心健康大课堂 113 场,各级医院健康大课堂 3407 场,社区卫生服务中心/站健康大课堂 11 461 场;健康大课堂直接受众 96 万余人,间接受众超过 1200 万人。

5. 计生服务

5.1 独生子女证领取情况

截至 2013 年底,北京市户籍人口独生子女累计领证人数为 935.6 万人。

5.2 避孕方式

2013 年北京市已婚育龄夫妇各种避孕方法使用比例依次为:使用安全套占 68.8%,放置宫内节育器占 27.4%,女性绝育占 1.1%,口服避孕药占 2.2%,其他占 0.5%。

6. 社会保障

6.1 居民医疗保险

2013 年北京市城镇职工[57] 参保人数 1354.77 万人,参保率为 97.4%。城镇居民[58] 参保人数 160.1 万人,参保率 93.0%。

6.2 低保服务

2013 年北京市加大城乡特困人员白血病等九类重大疾病医疗救助比例提高到 70%,救助总额提高到 8 万元。

2013 年累计城乡医疗救助 17 万人次,临时救助 19.47 万人次,翻建农村维修危旧房屋 1392 户 4662 间。

2013 年北京市城市低保人数为 103 682 人,城市低保户数为 58 457 户(见图 92);农村低保人数为 59 575 人,农村五保供养人数 4076 人(其中集中五保供养 2039 人、分散供养 2037 人)(见图 93)。

6.3 养老服务

2013 年北京市奖励 1500 个养老(助残)餐桌和托老(残)所,向 40 余万老年人发放 3.9 亿元养老(助残)券,为 1622 人次高龄老年人补助医疗费用 476 万元。

2013 年北京市落实养老机构建设用地 142 块,首批 2 家五星级养老服务机构正式挂牌。试点建设 100 个居家养老管理服务中心,新增养老床位 10 401 张,养老护理员持证上岗率达到 70%。

截至 2013 年底,北京市收养性单位达到 442 个,收养性单位床位数 84 734 张,在院人数 33 893 人(见图 94)。

---

57 包括灵活就业人员。
58 城镇居民包括老年居民、无业居民、学生儿童,不含城镇职工。

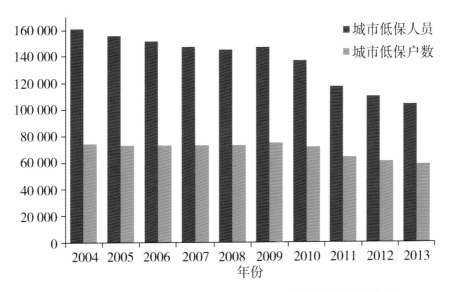

图 92　2004—2013 年北京市城市居民最低生活保障情况

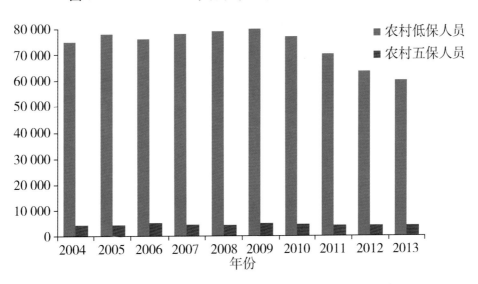

图 93　2004—2013 年北京市农村居民最低生活保障情况

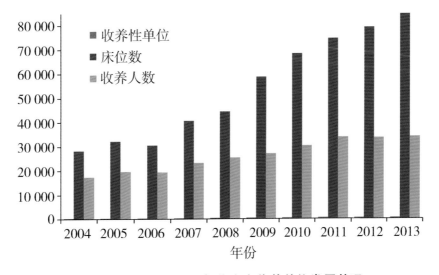

图 94　2004—2013 年北京市收养单位发展状况

九、健康环境状况

1. 空气质量[59]

2013 年北京市空气中可吸入颗粒物（PM_{10}）年均浓度值为 108.1μg/m³，超过国家环境空气质量二级标准 54%。细颗粒物（$PM_{2.5}$）年均浓度值为 89.5μg/m³，超过国家环境空气质量二级标准 156%。

二氧化硫年平均浓度值为 26.5μg/m³，达到国家环境空气质量二级标准。

二氧化氮年平均浓度值为 56.0μg/m³，超过国家环境空气质量二级标准 40%。

一氧化碳 24 小时平均的第 95 百分位浓度值为 3.4mg/m³，达到国家环境空气质量二级标准。

臭氧日最大 8 小时滑动平均的第 90 百分位浓度值为 183.4μg/m³，超过国家环境空气质量二级标准 15%。臭氧超标出现在 5~9 月，全日高浓度时段集中于下午到晚间。

2013—2014 年采暖期，共检测煤炭 1586 批次，检测总量 289 411.2 吨，抽样合格率 91%，其中全硫指标合格率为 96.3%，灰分合格率为 92.9%。

按煤炭品种统计共计检测 1586 个样品，其中散煤 480 批次，合格率为 83.8%，型煤检测 1106 批次，合格率为 93.4%。

2. 饮用水

2.1 水源地水质[60]

2013 年北京市集中式饮用水源地水质达标率为 99.9%，密云水库水质持续符合地表水饮用水源地水质标准。

---

59 资料来源于 2013 年北京市环保局 35 个自动监测子站组成的空气质量监测网络，对包括 $PM_{2.5}$ 在内的 6 项污染物开展实时监测。

60 资料来源于北京市环保局。

2.2　饮用水卫生 [61]

2013 年北京市市政自来水厂出厂水监测样品 28 件,合格率为 100%;末梢水水样监测样品 2868 件,合格率为 96.4%,与 2012 年基本持平,主要不合格指标为总大肠菌群、菌落总数(见图 95)。

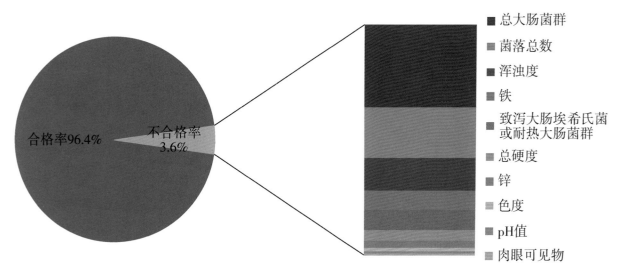

图 95　2013 年北京市市政末梢水监测结果

北京市二次供水水样监测样品 700 件,合格率为 95.4%,与 2012 年基本持平,主要不合格指标为菌落总数。

北京市自建集中式供水卫生监督抽检样品 10 件,合格率为 90.0%,不合格指标为总硬度和消毒剂余量。农村学校自建供水设施卫生监督抽检样品 126 件,合格率为 86.5%,不合格指标为硝酸盐、总硬度和溶解性总固体。

3. 食品与营养

3.1　食品生产许可

2013 年底北京市有 1627 家食品、食品添加剂生产企业获得 2226 张食品卫生许可证书,其中包括 60 家食品添加剂生产企业获得 60 张食品添加剂生产许可证证书,1567 家食品生产企业获得 2166 张食品生产许可证证书。

61　资料来源于 2013 年北京市城市生活饮用水监测网。

3.2 餐饮食品卫生安全 [62]

2013 年共抽检相关食品 10 大类, 2065 件, 合格 2051 件, 合格率为 99.3%。

表 33 2013 年北京市餐饮食品安全卫生监督抽检结果

食品种类	检测件数	合格率(%)
火锅底料	200	100
辣椒酱	200	100
食用油	200	100
生食水产品	70	100
冷荤凉菜	520	97.9
煎炸油	200	100
非发酵豆制品	200	100
月饼	100	100
自制饮料	200	98.5
食具	175	100
合计	2065	99.3

3.3 食品安全风险监测

2013 年北京市对 13 类食品进行了食源性致病菌监测, 共检测样品 4833 件, 其中 222 件样品合计检出 229 株致病菌。

表 34 2013 年北京市不同种类食品中食源性致病菌检出率

食品种类	致病菌种类	检出率(%)
熟肉制品	沙门菌、单核细胞增生性李斯特菌、金黄色葡萄球菌、致泻大肠埃希菌、志贺菌	2.93
乳粉	沙门菌、金黄色葡萄球菌、蜡样芽孢杆菌	7.08
生食半生食动物性水产品	副溶血性弧菌、创伤弧菌	18.56
膨化食品	沙门菌、金黄色葡萄球菌	0.27
桶装水	铜绿假单胞菌	4.38
速冻米面制品	沙门菌、金黄色葡萄球菌	2.82
流动早餐食品	沙门菌、蜡样芽胞杆菌、单核细胞增生性李斯特菌、金黄色葡萄球菌、致泻大肠埃希菌	4.23
冷冻饮品	沙门菌、金黄色葡萄球菌、单核细胞增生性李斯特菌、致泻大肠埃希菌	0.52
婴幼儿食品	金黄色葡萄球菌、阪崎肠杆菌、沙门菌	4.37

---

62 资料来源于 2013 年北京市卫生监督所餐饮服务食品安全监督抽检。

续表

食品种类	致病菌种类	检出率（%）
餐饮西式肉排	沙门菌、金黄色葡萄球菌、单核细胞增生性李斯特菌、致泻大肠埃希菌	2.03
餐饮烧烤类即食食品	金黄色葡萄球菌、沙门菌、致泻大肠埃希菌、副溶血性弧菌（动物性水产品）	2.31
生牛乳	金黄色葡萄球菌	24.07
地方特色食品	金黄色葡萄球菌、沙门菌、致泻大肠埃希菌、副溶血性弧菌（动物性水产品）	3.57

3.4 保健食品

2013 年底北京市保健食品生产企业共 352 家，其中持有《保健食品批准证书》的 315 家，同时持有《保健食品经营许可证》的 60 家。持有《保健食品批准证书》的生产企业中，具备生产能力的 89 家，不具备生产能力以委托生产形式生产的 226 家。

北京市保健食品生产企业持有的《保健食品批准证书》品种 767 个，委托外省市生产企业生产的有 43 种。

2013 年共抽检保健食品 438 批次，合格率 99.3%。

3.5 食盐销售

2013 年北京市销售食用包盐总量 68 080 吨，其中绿色食盐 56 936 吨，非绿色食盐 11 144 吨（见图 96）。

2013 年北京市销售低钠盐 13 657 吨，比 2012 年（13820 吨）降低 1.2%（见图 97、图 98）。

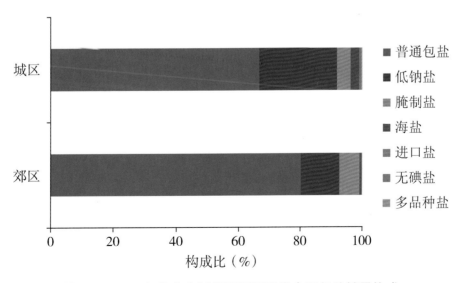

图 96　2013 年北京市城郊区不同种类食用包盐销量构成

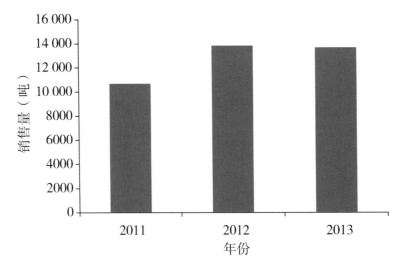

图 97　2011—2013 年北京市低钠盐销售情况

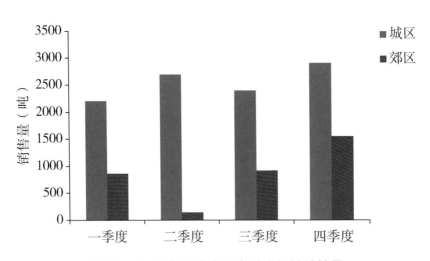

图 98　2013 年北京市四个季度低钠盐销量

3.6　膳食模式 [63]

3.6.1　油和盐摄入情况

2010—2012 年北京市居民人均每日摄入植物油 36.2g，比 2002 年（54.6g）下降 33.7%，高于平衡膳食推荐量（20~30g）的要求。其中城区居民下降 34.9%，郊区居民下降 29.7%（见图 99）。

2010—2012 年北京市居民人均每日摄入盐 9.7g，比 2002 年（13.4g）下降 27.6%，高于平衡膳食推荐量（6g）的要求。其中城区居民下降 17.4%，郊区居民下降 33.9%（见图 100、表 35）。

63　资料来源于 2010—2012 年北京市居民营养与健康状况监测，监测范围包括西城、东城南（崇文）、海淀、丰台、怀柔、顺义、延庆、昌平 8 个区县，共监测 1440 户，4339 人。

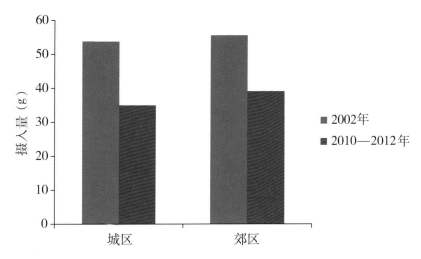

图 99 2002 年与 2010—2012 年北京市居民油摄入情况比较

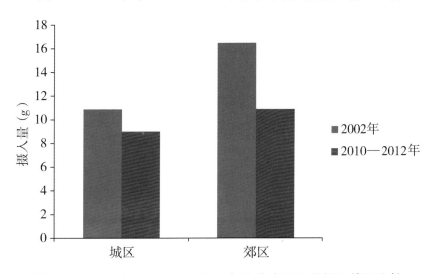

图 100 2002 年与 2010—2012 年北京市居民盐摄入情况比较

表 35 2010—2012 年北京市居民食物摄入量表

食物类别	平衡膳食推荐量(g,以标准人日计)	摄入量(g,以标准人日计[64])		
		人均	城区	郊区
谷薯类[65]	250~400	335.7	301.1	368.6
蔬菜类	300~500	296.0	277.8	313.2
其中深色蔬菜	150~250	89.5	80.6	97.9
水果	200~400	132.0	158.5	107.0
畜禽肉类	50~75	73.2	79.2	67.4
鱼虾类	75~100	16.4	21.6	11.3
蛋及蛋制品	25~50	43.1	48.0	38.5
奶及奶制品[66]	300	73.6	105.4	43.4

64 标准人日指按照年龄性别劳动强度把个体折合成 18 岁轻体力活动成年男子。
65 谷薯类按能量折合成生米、生面计算。
66 奶类按蛋白质折合成鲜牛奶计算。

续表

食物类别	平衡膳食推荐量（g,以标准人日计）	摄入量（g,以标准人日计）		
		人均	城区	郊区
大豆类及坚果	30~50	16.9	15.8	18.0
植物油	25~30	36.2	33.3	39.0
盐	6	9.7	8.5	10.9

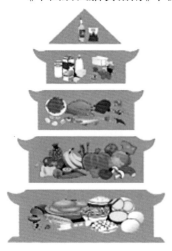

《中国居民膳食指南》平衡膳食模式示意图

油 25~30g
盐 6g

奶类及奶制品 300g
豆类及豆制品 30~50g

畜禽肉类 50~75g
鱼虾类 75~100g
蛋类 25~50g

蔬菜类 300~500g
深色蔬菜 150~250g
水果类 200~400g

谷薯类及杂豆
250~400g
水 1200ml

2010—2012 年北京市居民膳食模式示意图

油 36.2g
盐 9.7g

奶类及奶制品 73.6g
豆类及豆制品 16.9g

畜禽肉类 73.2g
鱼虾类 16.4g
蛋类 43.1g

蔬菜类 296g
深色蔬菜 89.5g
水果类 132g

谷薯类及杂豆 335.7g

图 101　2010—2012 年北京市居民膳食模式

3.6.2　奶类及奶制品、大豆类及坚果摄入情况

2010—2012 年北京市居民人均每日摄入奶及奶制品 73.6g,大豆类及坚果 16.9g。与平衡膳食推荐量对奶及奶制品(300g)、大豆及坚果(30~50g)的要求相比,差距较大。与 2002 年相比,摄入量变化不明显(见图 102)。

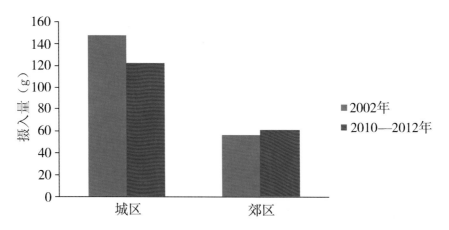

图 102　2002 年与 2010—2012 年北京市居民奶及大豆坚果类食物摄入情况比较

3.6.3 畜禽肉类、鱼虾类、蛋类摄入情况

2010—2012 年北京市居民人均每日摄入动物性食品 132.7g，与 2002 年（183.4g）相比下降 27.6%，未达到平衡膳食推荐量（150~225g）的要求。其中城区居民下降 33.2%，郊区居民下降 16.8%（见图 103）。

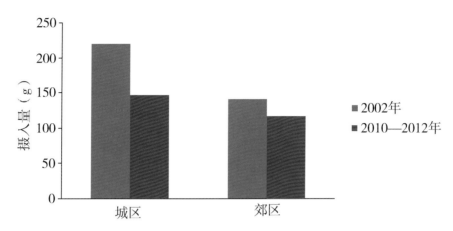

图 103　2002 年与 2010—2012 年北京市居民动物性食品摄入情况比较

2010—2012 年北京市居民人均每日摄入畜禽肉类 73.2g，蛋及蛋制品 43.1g，均满足平衡膳食推荐量（50~75g，25~50g）的要求；鱼虾类 16.4g，低于推荐量（75~100g）。

3.6.4 蔬菜水果类摄入情况

2010—2012 年北京市居民人均每日摄入蔬菜类 296.0g，与 2002 年（312.5g）相比变化不明显，基本符合平衡膳食推荐量（300~500g）的摄入下限要求（见图 104）。

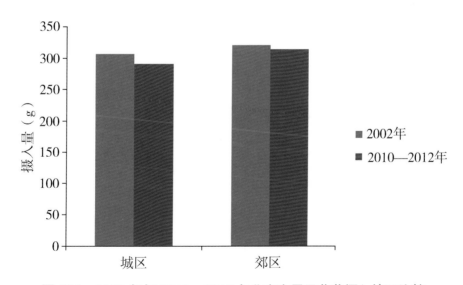

图 104　2002 年与 2010—2012 年北京市居民蔬菜摄入情况比较

深色蔬菜人均每日摄入量89.5g,占蔬菜摄入量的30.2%[67],较2002年(46.4g)增加了92.8%,其中城区居民(80.6g)较2002年(50.6g)增加59.3%,郊区居民(97.9g)较2002年(41.8g)增加134.2%。

2010—2012年北京市居民人均每日水果摄入量为132.0g,比2002年(104.8g)增加26.0%,低于平衡膳食推荐量(200~400g)的要求,其中城区居民(157.5g)较2002年(128.3g)增加22.8%,郊区居民(107.0g)较2002年(76.5g)增加39.9%(见图105)。

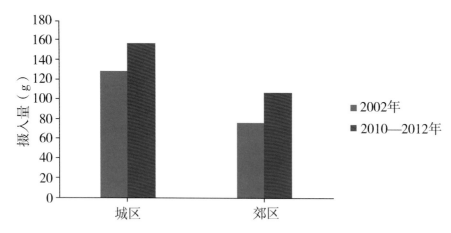

图105　2002年与2010—2012年北京市居民水果摄入情况比较

3.6.5　谷薯类摄入情况

2010—2012年北京市居民人均每日谷薯类摄入量为335.7g,比2002年(396.7g)减少15.4%,符合平衡膳食推荐量(250~400g)的要求。其中城区居民(301.1g)较2002年(364.9g)减少17.5%,郊区居民(368.6g)较2002年(434.3g)减少15.1%(见图106)。

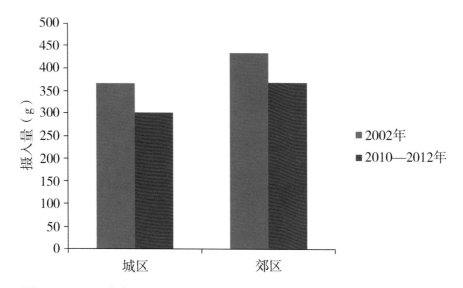

图106　2002年与2010—2012年北京市居民谷薯类食物摄入情况比较

67　平衡膳食指南建议深色蔬菜摄入量最好占蔬菜摄入量的一半以上。

4. 药品与医疗器械

4.1 药品生产与零售企业

2013年底北京市有药品生产企业261家;药品零售企业5286家,其中城区2527家,郊区2759家。

4.2 药品抽检

4.2.1 抽验总体情况

2013年北京市共完成各类药品抽验10 789批次,其中完成评价性抽验4085批次,总合格率为99.88%;完成监督性抽验4226批次;完成基础测试2478批次。2013年,在基本药物生产企业、统一配送企业、基层医疗卫生服务机构共完成基本药物抽验2498批次,检测结果均合格。

4.2.2 监测站(点)覆盖情况

2013年北京市药品监测站共完成抽验3304批次,药品监测点共完成抽验3563批次。

4.2.3 监测品种抽验情况

2013年共对14种药品进行重点监测,共计抽验3375批次(见表36)。

表36 2013年药品抽验监测结果

药品品种	抽验批次	合格率(%)
呼吸系统类	140	100.00
抗感冒类	229	100.00
心脑血管系统	697	100.00
精神用药	140	100.00
降脂类	68	100.00
眼科用药	98	100.00
防暑降温类	189	100.00
降糖类	233	100.00
降压类	218	100.00
抗菌类	502	99.80
解热镇痛类	134	99.25
消化系统用药	389	99.49
皮肤科用药	187	99.47
骨科用药	151	99.34

4.2.4　药品不良反应监测

2013 年北京市设立药物警戒站 21 家,共收集药品不良反应 / 事件报告表 15 238 份,每百万人口平均报告 736 份。其中新的和严重药品不良反应 / 事件报表 4836 份,占报表总数的 31.74%。涉及药品前三位依次是:抗感染药、抗肿瘤药、心血管药;不良反应临床表现前三位依次是:皮肤及附件损害、全身性损害、胃肠系统损害。

4.3　医疗器械质量

2013 年北京市共完成医疗器械抽验 402 批次,抽验合格率 95.77%。

2013 年北京市共收到《可疑医疗器械不良事件报告》2370 份,每百万人口平均报告 111 份。报告覆盖 36 个医疗器械类别,373 个医疗器械品种。上报排名前三位的医疗器械类别为:6866 医用高分子材料及制品、6815 注射穿刺器械、6821 医用电子仪器设备;医疗器械品种为:一次性使用静脉输液器、一次性使用注射器、一次性使用无菌导尿包;可疑医疗器械不良事件表现为:植入式心脏起搏器囊袋感染、一次性使用输液器漏液、冠脉支架内再狭窄。

5. 公共场所卫生

2013 年北京市公共场所内的室内空气质量总合格率为 85.7%。

表 37　2013 年商场超市及电影院空气质量监测结果 [68]

监测项目	3000m^2 以上商场超市		电影院	
	监测数(件)	合格率(%)	监测数(件)	合格率(%)
空气细菌数	343	99.7	147	98.64
温度	343	100.0	147	99.32
相对湿度	343	100.0	144	90.28
风速	343	100.0	147	98.64
CO	343	100.0	—	—
CO$_2$	343	100.0	147	97.96
甲醛	309	92.6	138	93.48
PM$_{10}$	325	100.0	141	97.87

68　资料来源于 2013 年北京市卫生监督所对 3000m^2 以上的 108 家商场超市和 46 家电影院室内空气质量卫生监督抽检结果。

2013 年北京市住宿场所公共用品用具消毒总合格率为 87.6%。

表 38　2013 年住宿场所公共用品用具消毒效果监测情况 [69]

监测物品	三星级以上宾馆		普通旅店、招待所	
	监测数（件）	合格率（%）	监测数（件）	合格率（%）
床上卧具	142	99.30	290	96.21
毛巾	95	100.00	179	96.65
茶具	87	100.00	124	92.74
脸（脚）盆	34	97.06	57	89.47
座垫	31	93.55	47	91.49
浴盆	20	85.00	2	50.00

2013 年北京市集中空调通风系统总合格率为 83.2%。

表 39　2013 年集中空调通风系统抽检结果 [70]

监测项目		抽检数（件）	合格率（%）
风管卫生状况	积尘量	380	99.47
	细菌总数	380	91.05
	真菌总数	380	92.37
冷却（凝）水质（嗜肺军团菌）	冷却水	211	96.68
	冷凝水	151	97.35

2013 年北京市游泳池水质总合格率为 91.2%。

表 40　2013 年游泳池水质抽检结果 [71]

监测项目	监测数（件）	合格率（%）
细菌总数	1915	93.68
大肠菌群	1915	99.27
尿素	1915	80.84
浑浊度	1915	99.95
泳池水余氯	1915	70.86
浸脚池水余氯	612	71.57
pH 值	1915	98.33

69　资料来源于 2013 年北京市卫生监督所对三星级以上宾馆及普通旅店、招待所公共用品用具消毒的卫生监督抽检结果。
　　床上卧具、毛巾、茶具、洁具类监测项目为：细菌总数、大肠菌群、致病菌。
70　资料来源于 2013 年北京市卫生监督所对 190 家单位，190 套空调的卫生监督抽检结果。
71　资料来源于 2013 年北京市卫生监督所对 638 所游泳池的卫生监督抽检结果。

2013年北京市沐浴场所公共用品用具消毒效果总合格率为87.2%。

表41 2013年沐浴场所公共用品用具消毒效果监测情况 [72]

监测物品	监测数(件)	合格率(%)
休息间(区)床上卧具	111	99.10
毛巾	203	96.06
茶具	71	92.96
浴衣(裤)	80	96.25
修脚工具	28	100.00

6. 消毒产品卫生

2013年共抽检相关消毒产品5大类,670件,合格670件,合格率为100%(见表42)。

表42 2013年北京市消毒产品卫生监督抽检结果

产品种类	检测数(件)	合格率(%)
酸性氧化电位水生成器	10	100
隐形眼镜护理液	60	100
卫生巾、卫生护垫	240	100
纸巾(纸)、纸质餐饮具、化妆棉(纸、巾)	240	100
湿巾	120	100
合计	670	100

7. 病媒生物密度 [73]

7.1 蚊密度 [74]

2013年北京市平均蚊密度值为0.91,比2012年(0.96)下降5.21%,其中7月下旬达到最高峰,蚊密度为1.93。在不同环境中,旅游景点密度值为0.97,公园绿地为0.96,居民区为0.95,医院为0.72(见图107)。

北京市主要蚊种为淡色库蚊,占蚊总数的95.58%,白纹伊蚊居第二位,占蚊总数的3.47%,三带喙库蚊居第三位,占蚊总数的0.95%。

---

72 资料来源于2013年北京市卫生监督所对86所沐浴场所的卫生监督抽检结果。
73 数据来自2012年、2013年北京市疾病预防控制中心病媒生物监测网络。
74 蚊密度:指每台诱蚊灯每小时诱蚊的只数,单位为:只/(灯·小时)。

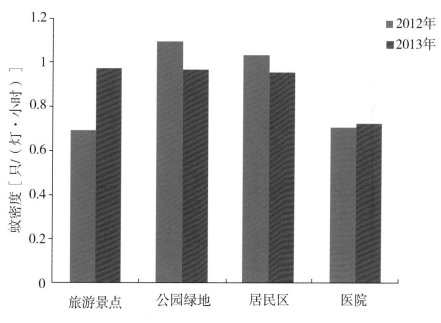

图 107　2012—2013 年北京市不同环境中蚊密度

7.2　蝇密度 [75]

2013 年北京市平均蝇密度值为 5.81，比 2012 年(8.76)降低 33.68%，其中 8 月中旬蝇密度最高(10.50)。在不同环境中，农贸市场密度值为 7.45，居民区为 6.75，公园绿地为 6.05(见图 108)。

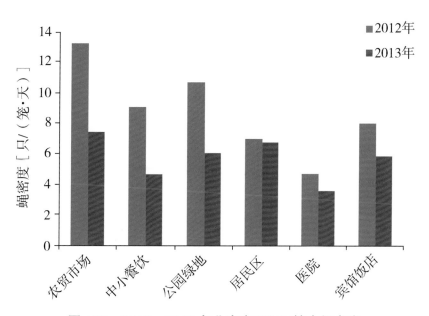

图 108　2012—2013 年北京市不同环境中蝇密度

北京市主要蝇种为麻蝇，占蝇总数的 50.74%，厩腐蝇居第二位，占蝇总数的 13.64%，丝光绿蝇居第三位，占蝇总数的 11.2%。

75　蝇密度:指每个诱蝇笼每天诱蝇只数，单位为:只/(笼·天)。

7.3 蟑螂密度[76]

2013 年北京市平均蟑螂密度值为 0.04,比 2012 年(0.05)降低 20.0%。其中 12 月蟑螂密度最高(0.12)。在不同环境中,居民区密度值为 0.22,中小餐饮为 0.08,机关单位为 0.06(见图 109)。北京市主要蟑螂种类为德国小蠊。

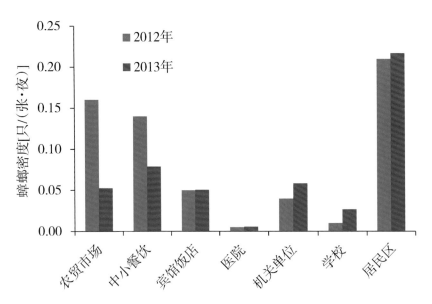

图 109　2012—2013 年北京市不同环境中蟑螂密度

2013 年北京市居民家庭蟑螂侵害率为 17.4%,较 2012 年居民家庭蟑螂侵害率(14.1%)升高 23.4%;密度为 0.22 只 /(张·夜),较 2012 年密度[0.21 只 /(张·夜)]升高 4.8%。

7.4 鼠密度[77]

2013 年北京市鼠密度值为 0.21,比 2012 年(0.36)下降 41.67%。其中 6 月鼠密度最高(0.59)。在不同环境与行业中,畜牧场密度值为 0.42,农贸市场为 0.29,中小餐饮为 0.25(见图 110)。

北京市监测到鼠种为褐家鼠和小家鼠,构成比分别为 65.71% 和 34.29%[78]。

8. 职业危害[79]

2013 年北京市职业病危害项目申报系统共报告存在职业危害场所 13 857 处,其中粉尘职业危害场所 5271 处,化学物质职业危害场所 4871 处,物理因素职业危害场所 4252 处,其他职业危害场所 277 处。接触职业病危害因素劳动者 175 983 人,其中接触粉尘 63 415 人,接触化学物质 48 635 人,接触物理因素 59 099 人,接触其他职业危害因素 5852 人。

2013 年北京市存在职业病危害单位 6256 家,其中进行职业病危害检测单位 5606 家,

76　蟑螂密度:指每张粘蟑纸每夜粘捕到蟑螂的只数,单位为:只 /(张·夜)。
77　鼠密度:指每 100 夹每夜捕获鼠的百分数。
78　数据来源于 2012 年和 2013 年北京市各区县疾病预防控制中心消毒及病媒生物监测网络。
79　资料来源于北京市安全监督管理局。

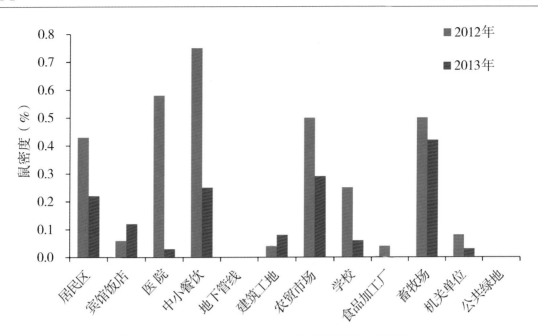

图 110   2012—2013 年北京市不同环境中鼠密度

检测率为 90.0%;进行职业危害合同告知单位 6080 家,职业危害合同告知率 97.2%;实际设置警示标识单位 6114 家,警示标识设置率 97.7%;接触职业病危害劳动者 2013 年度应体检人数 176 103 人,体检人数 161 826 人,体检率 91.9%。

2013 年北京市确诊职业病 2291 例,其中尘肺病 2241 例,职业中毒 12 例,职业性耳鼻喉口腔疾病 17 例,职业性肿瘤 8 例,职业性皮肤病 1 例,其他职业病 12 例。

2013 年北京市报告农药中毒[80]378 例,死亡 68 例,病死率 18.0%。其中生产性农药中毒 33 例,无死亡病例;非生产性农药中毒 345 例,死亡 68 例,病死率 19.7%。

9. 烟草使用与控制

9.1   控烟立法

2013 年控烟立法作为调研论证项目分别被列入市政府立法工作总体安排和市人大常委会立法工作计划。10 月《北京市控制吸烟条例》立项论证报告经北京市人民代表大会常委会主任办公会议讨论通过,并确定了立法的原则意见。

2013 年北京市居民支持控烟立法的占 93.8%,支持室内公共场所、工作场所全面禁烟的占 92.8%,认为应加大违规吸烟者的罚款额度(50~500 元)的占 63.0%,认为北京有必要专门成立一支控烟执法队伍的占 65.9%,愿意成为北京控烟工作志愿者的占 71.4%。

9.2   控烟活动

2013 年对 122 154 个公共场所／单位进行了控烟监督检查,对 165 个单位进行了处罚,

---

80   资料来源于北京市疾病预防控制中心。

劝阻吸烟 3127 人次。

9.3 烟草销售

2012 年北京市限额以上批发和零售企业卷烟商品销售总量 9 154 428.16 万支,比上年增长 2.9%。

9.4 医疗卫生系统控烟[81]

9.4.1 吸烟与戒烟

2011 年北京市医疗卫生系统职工现在吸烟率[82]为 12.8%,其中男性为 36.3%,女性为 0.3%,现在吸烟率随着年龄的增长呈上升趋势,50 岁年龄组现在吸烟率达 28.7%(见图 111),现在吸烟率随着文化程度的增高而降低,高中及中专以下为 25.8%(见图 112)。

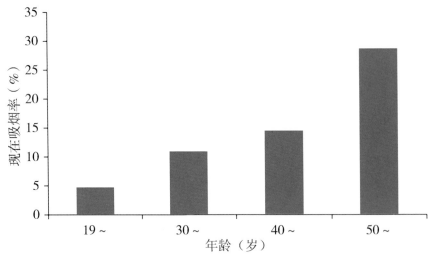

图 111　2011 年北京市医疗卫生系统职工年龄别现在吸烟率

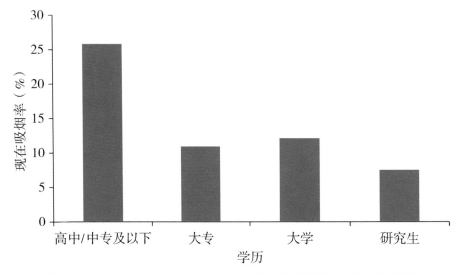

图 112　2011 年北京市医疗卫生系统不同学历职工现在吸烟率

81　资料来源于 2011 年北京市医疗卫生系统控烟抽样调查结果。本调查采用分层系统抽样方法抽取北京市 16 区县 69 家医疗卫生机构 5527 名职工进行问卷调查,其中男性 1922 人,占 34.8%,女性 3605 人,占 65.2%。

82　现在吸烟率:现在吸烟者在成年人群中的百分比。现在吸烟者:调查时在吸烟的成人。

现在吸烟者中每日吸烟者[83]占85.9%,每日吸烟者中每天吸第一支烟的时间在早晨醒来后30分钟内的占41.6%;被动吸烟率[84]为75.5%,其中男性76.6%,女性75.1%。

2011年北京市医疗卫生系统职工吸烟者中有过戒烟行为的占59.1%,有戒烟意愿者占8.7%。

9.4.2 戒烟服务[85]

门诊医生经常主动地询问患者吸烟史的占54.5%。在询问患者吸烟史的门诊医生中,经常建议患者戒烟的占80.1%,与患者谈论吸烟与健康关系的占68.79%。

10. 体育与健身

10.1 全民健身设施

2013年对2008年配建的200套全民健身工程器材进行更新;扶持206片符合条件的专项活动场地;命名12个第八批北京市社区体育健身俱乐部,并对其中3个俱乐部进行提档升级改造;启动绿道示范工程建设,总长度达200余公里;截至2013年底,北京市建有全民健身工程共7989套,在街道(乡镇)、社区(村)、广场建设篮球、网球、乒乓球、门球、棋苑等专项活动场地1304片,建设社区体育健身俱乐部127个,打造了奥林匹克森林公园国家全民健身示范基地,命名国家级全民健身活动中心6个。

10.2 全民健身组织

2013年新成立了北京市橄榄球运动协会。截至2013年底,北京市84个市级体育社团下设二级分会173个,拥有团体会员4744个,个人会员171 500余人;共有区县级单项体育协会、俱乐部342个;北京市6645个健身团队涉及30余个健身项目,固定参与活动人员约30余万人。

10.3 全民健身活动

2013年组织举办各级各类全民健身活动7012项次,参与活动总数达1746万人次,其中区县级活动322项次,基层活动6224项次,体育协会活动396项次,继续推进16项北京市"一区一品"群众体育品牌活动。经常参加体育锻炼人数比例稳定保持在49%。

2013年北京市企事业单位开展工间(工前)操活动达到每日1次、每次不少于20分钟的单位占64.2%,职工参与率为33.8%(见表43)。

---

83 每日吸烟者(常吸烟者):调查时每天都吸烟的成人。
84 被动吸烟率(二手烟暴露率):二手烟暴露者占不吸烟者的百分比。
85 数据来自近半年出门诊的1084名临床医生。

表 43　2013 年北京市各系统开展工间（工前）操活动情况

系统	≥20 分钟 / 次的单位（%）	职工参与率（%）
工业	93.5	47.9
国防	82.3	52.6
服务业	82.8	42.1
金融	94.0	39.4
教育	94.0	45.0
交通	91.6	37.9
建筑业	36.4	24.3
机关事业	95.5	45.2
非公企业	94.1	53.8

10.4　健身指导和体质测定

2013 年北京市培训国家级社会体育指导员 210 人，一级社会体育指导员 2000 余人，累计获得社会体育指导员等级证书的注册人数为 39 951 人，其中获得社会体育指导员国家职业资格证书的人数为 4597 人。

2013 年 16 区县按照体质监测标准和要求，共测试 27 000 余人。北京市民体质测试日（6 月 10 日）共测试 3000 余人。

2013 年北京市新创建 40 个体育特色村，体育特色村总数已达 98 个；新命名体育生活化社区 632 个，已达到体育生活化社区标准的社区为 1453 个，占全市社区总数的 52.4%；为 1264 个体育生活化社区配发锻炼器材，对 1497 名社区体育骨干进行培训。

10.5　健康社区与慢病示范区

2013 年北京市共创建健康社区 99 个，健康促进示范村 82 个；累计健康社区 1365 个，健康促进示范村 936 个。

截至 2013 年底，朝阳区、西城区和房山区获得"国家级慢病综合防控示范区称号"；东城区、丰台区、石景山区、海淀区和怀柔区获得"北京市慢病综合防控示范区称号"。

11. 园林绿化情况

2013 年北京市共有公园 387 个，其中包括 349 个注册公园、31 个森林公园和 7 个湿地公园。2013 年新增公园 20 个。349 个注册公园总面积达 12138 公顷。北京市精品公园数量达到 100 个，国家级和市级重点公园 46 个。

2013 年北京市公园共接待游客 2.6 亿人次，举办文化活动 372 项。公园免费率已达 87.1%。

12. 城市环境噪声

2013 年北京市建成区区域环境噪声平均值为 53.9dB（A），道路交通噪声平均值为 69.1dB（A）。

13. 垃圾无害化处理

2013 年北京市新增垃圾分类试点小区 515 个，已有近 3000 个居住小区成为垃圾减量分类试点小区，垃圾分类试点小区比例达到 60%。2013 年北京市生活垃圾产生量为 671.69 万吨。2013 年北京市共有各类生活垃圾处理设施 37 座。其中，垃圾转运站 9 座，垃圾焚烧厂 4 座，垃圾填埋场 16 座，垃圾堆肥厂 6 座，设计垃圾处理能力为 21971 吨／日，比 2012 年的 17530 吨／日提高了 25%。北京市 2 座集中式餐厨垃圾处理厂设计处理能力 600 吨／日。治理非正规垃圾填埋场 75 处，大型垃圾渣土脏乱点 52 处，非法焚烧垃圾点 30 余处。

2013 年北京市生活垃圾无害化处理率达到 99.3%，其中城区无害化处理率达到 100%，郊区县无害化处理率达到 97.86%。

十、健康期望寿命[86]

2012 年北京市户籍居民 18 岁组健康期望寿命为 40.17 剩余年,其中男性为 43.40 剩余年,女性为 38.06 剩余年,男性高于女性(见表 44、图 113)。

表 44　2012 年北京市 18 岁及以上户籍居民健康期望寿命(剩余年)

年龄组(岁)	男性		女性		合计	
	期望寿命	健康期望寿命	期望寿命	健康期望寿命	期望寿命	健康期望寿命
18	62.22	43.40	66.50	38.06	64.31	40.17
19	61.24	42.45	65.50	37.14	63.32	39.22
20~	60.26	41.50	64.51	36.17	62.33	38.26
25~	55.33	36.74	59.55	31.72	57.39	33.67
30~	50.43	32.24	54.60	27.55	52.47	29.32
35~	45.57	27.90	49.68	23.49	47.58	25.13
40~	40.75	23.81	44.78	19.87	42.72	21.29
45~	36.07	20.12	39.94	16.53	37.96	17.75
50~	31.53	16.79	35.18	13.38	33.33	14.52
55~	27.13	13.69	30.49	10.40	28.79	11.49
60~	22.93	10.87	25.93	7.72	24.42	8.80
65~	19.03	8.37	21.60	5.33	20.31	6.39
70~	15.47	6.13	17.57	3.26	16.52	4.27
75~	12.25	4.32	13.95	1.49	13.10	2.47
80~	10.03	3.12	11.34	0.24	10.70	1.06

86　数据来源于北京市死因登记监测系统和 2012 年人群抽样调查。针对北京市 18 岁及以上居民采用多阶段整群随机抽样方法开展了人群自报健康调查,共调查 6040 人。自报健康调查采用的是国际通用的调查量表,通过对代表健康状态的 8 个维度(活动、情绪、疼痛、社交、视力、睡眠、精力和自理)的伤残程度,进行自报和情景评价,以此来计算人群的伤残程度。再将伤残程度和寿命表相结合,运用世界卫生组织推荐的 Sullivan 法计算得到健康期望寿命。

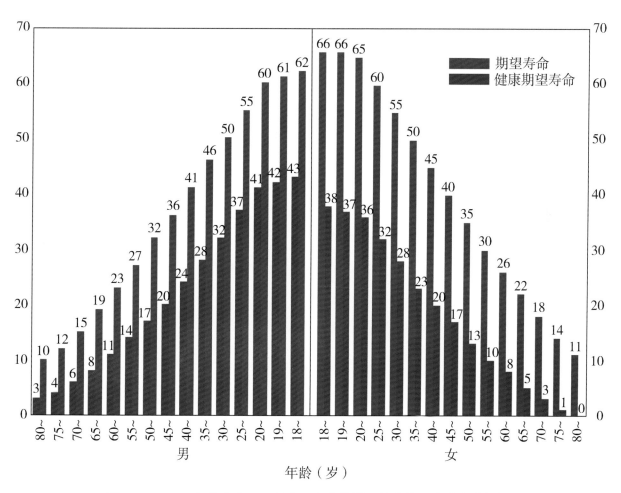

图 113　2012 年北京市 18 岁及以上户籍居民健康期望寿命(剩余年)

十一、分区县指标

表 45　2013 年北京市各区县户籍居民主要健康指标

区县	年平均人口数	人口男女性别比	出生数	死亡数	出生率(‰)	死亡率(‰)	自然增长率(‰)
东城	970 876	97.87	8692	6642	8.95	6.84	2.11
西城	1 396 434	99.76	12 164	9458	8.71	6.77	1.94
朝阳	1 993 057	100.70	18 854	12 743	9.46	6.39	3.07
海淀	2 329 862	101.51	18 408	9583	7.90	4.11	3.79
丰台	1 105 280	103.00	8485	7742	7.68	7.00	0.68
石景山	373 672	107.02	3100	2459	8.30	6.58	1.72
门头沟	248 561	104.95	2096	1904	8.43	7.66	0.77
房山	782 584	100.72	6402	4673	8.18	5.97	2.21
通州	693 233	98.71	6771	4234	9.77	6.11	3.66
顺义	597 428	98.24	6575	4167	11.01	6.97	4.04
大兴	628 977	99.69	7561	3558	12.02	5.66	6.36
昌平	566 657	101.82	5626	3373	9.93	5.95	3.98
怀柔	278 769	100.60	2643	1886	9.48	6.77	2.72
平谷	398 390	101.45	3967	3033	9.94	7.61	2.33
密云	430 306	100.35	3651	2765	8.48	6.42	2.06
延庆	280 152	102.16	2698	1893	9.63	6.76	2.87

表 46　2012 年北京市各区县主要恶性肿瘤标化发病率[87]

区县	发病率	几种主要恶性肿瘤发病率				
		肺癌	乳腺癌（女性）	结直肠癌	肝癌	胃癌
东城	128.47	19.69	31.46	14.23	7.30	5.97
西城	132.04	19.28	31.48	13.86	6.63	7.08
朝阳	154.77	24.74	36.75	15.87	8.80	7.65
海淀	126.33	19.58	35.81	13.42	6.12	7.35
丰台	160.71	27.38	35.88	17.05	8.33	8.10
石景山	156.77	29.66	36.34	16.79	7.75	10.35
门头沟	104.48	21.42	20.16	11.28	6.37	7.61
房山	115.55	23.89	21.00	10.87	8.35	5.49
通州	132.29	27.44	24.97	12.07	10.06	5.21
顺义	117.23	22.65	20.66	10.61	9.06	5.40
大兴	144.50	27.45	32.48	14.56	8.21	7.38
昌平	166.32	29.07	35.35	17.64	10.72	7.35
怀柔	117.15	22.99	19.86	12.48	9.11	6.90
平谷	119.75	22.26	25.07	9.32	10.58	7.22
密云	106.97	21.42	14.69	7.79	10.16	9.16
延庆	104.24	22.86	16.02	10.50	8.53	4.55

表 47　2013 年北京市各区县甲乙丙类传染病发病和死亡情况

区县	发病数	发病率（1/10 万）	死亡数	死亡率（1/10 万）
东城	5235	534.3	11	1.1
西城	8263	623.6	18	1.4
朝阳	19 496	522.1	48	1.3
海淀	14 816	432.2	33	1.0
丰台	15 936	712.9	45	2.0
石景山	4264	653.7	5	0.8
门头沟	1904	615.6	10	3.2

87　中国人口标化率（简称中标率）采用 1982 年全国普查标准人口年龄构成计算。

续表

区县	发病数	发病率(1/10万)	死亡数	死亡率(1/10万)
房山	6215	622.6	10	1.0
通州	9360	749.1	13	1.0
顺义	5478	593.3	4	0.4
大兴	7479	508.8	9	0.6
昌平	8693	498.7	17	1.0
怀柔	2809	700.4	4	1.0
平谷	2697	597.8	3	0.7
密云	4166	880.6	4	0.8
延庆	1058	331.9	3	0.9

表 48　2013 年北京市各区县艾滋病随访干预与抗病毒治疗情况

区县	随访比例(%)	抗病毒治疗覆盖率(%)
东城	99.0	97.2
西城	98.7	95.3
朝阳	97.1	95.9
海淀	98.0	95.2
丰台	97.0	93.6
石景山	100.0	95.3
门头沟	100.0	100.0
房山	88.6	74.5
通州	97.1	95.9
顺义	97.0	93.2
大兴	99.7	97.8
昌平	98.0	87.5
怀柔	96.7	100.0
平谷	100.0	90.9
密云	90.0	96.6
延庆	100.0	100.0

2013

表49 2013年北京市各区县结防机构登记管理肺结核患者情况

区县	新涂阳		复治涂阳		涂阴及未查痰		结核性胸膜炎		合计		常住人口数（万）
	患者数（人）	登记率（1/10万）	患者数（人）	登记率（1/10万）	患者数（人）	登记率（1/10万）	患者数（人）	登记率（1/10万）	患者数（人）	登记率（1/10万）	
东城	58	6.4	8	0.9	91	10.0	4	0.4	161	17.7	90.8
西城	148	11.5	27	2.1	298	23.2	22	1.7	495	38.5	128.7
朝阳	173	4.6	19	0.5	160	4.3	0	0.0	352	9.4	374.5
海淀	119	3.4	9	0.3	524	15.0	80	2.3	732	21.0	348.4
丰台	35	1.6	4	0.2	162	7.3	6	0.3	207	9.3	221.4
石景山	38	5.9	6	0.9	32	5.0	8	1.3	84	13.1	63.9
门头沟	68	22.8	13	4.4	79	26.5	4	1.3	164	55.0	29.8
房山	54	5.5	10	1.0	162	16.4	33	3.3	259	26.3	98.6
通州	53	4.1	3	0.2	96	7.4	8	0.6	160	12.4	129.1
顺义	62	6.5	12	1.3	129	13.5	15	1.6	218	22.9	95.3
大兴	73	5.0	13	0.9	136	9.3	3	0.2	225	15.3	147
昌平	41	2.2	9	0.5	276	15.1	19	1.0	345	18.9	183
怀柔	24	6.4	6	1.6	61	16.2	17	4.5	108	28.6	37.7
平谷	73	17.4	3	0.7	27	6.4	8	1.9	111	26.4	42
密云	49	10.3	11	2.3	66	13.9	18	3.8	144	30.4	47.4
延庆	38	12.0	1	0.3	44	13.9	8	2.5	91	28.7	31.7

表 50　2013 年北京市各区县持证残疾人残疾类型及性别分布

区县	视力残疾	听力残疾	言语残疾	肢体残疾	智力残疾	精神残疾	多重残疾	男	女	合计
东城	4515	1413	154	20 544	2353	3956	1207	19 861	14 281	34 142
西城	5756	1950	128	18 769	3405	4946	1653	20 772	15 835	36 607
朝阳	4441	2521	146	25 352	4889	6221	2266	26 793	19 043	45 836
海淀	2846	1900	162	15 545	3938	4890	1480	17 264	13 497	30 761
丰台	4325	1737	143	19 869	3354	3906	913	19 875	14 372	34 247
石景山	1914	1338	63	8966	1120	1429	425	8315	6940	15 255
门头沟	2697	1962	86	16 084	1351	1788	1071	12 991	12 048	25 039
房山	2998	2470	279	21 971	3730	3876	897	20 362	15 859	36 221
通州	2914	866	112	12 397	3110	1775	705	12 379	9500	21 879
顺义	2068	2335	440	13 787	3518	1564	467	13 079	11 100	24 179
大兴	2195	1133	90	12 146	3268	1992	946	12 279	9491	21 770
昌平	1546	1528	89	11 284	3096	2217	353	11 283	8830	20 113
怀柔	1659	2819	141	14 131	2758	1451	1649	13 449	11 159	24 608
平谷	3151	1814	152	18 868	2211	1941	1635	17 044	12 728	29 772
密云	1661	2406	385	8802	5400	2187	7	11 827	9021	20 848
延庆	2534	1996	109	9814	1621	1161	1027	10 645	7617	18 262

表51　2013年北京市医疗机构上报新诊断主要6种重性精神疾病患者情况[88]

区县	京籍	非京籍	合计
东城	202	1	203
西城	166	6	172
朝阳	554	42	596
海淀	429	16	445
丰台	382	12	394
石景山	76	5	81
门头沟	46	4	50
房山	226	4	230
通州	333	29	362
顺义	87	12	99
大兴	136	18	154
昌平	144	27	171
怀柔	47	3	50
平谷	83	0	83
密云	79	0	79
延庆	40	0	40

表52　2012—2013学年度北京市各区县中小学生视力不良检出率

区县	小学（%）	初中（%）	高中（%）	合计（%）
东城	57.7	80.6	89.2	70.7
西城	60.6	83.6	88.3	73.6
朝阳	48.2	73.9	87.0	58.9
海淀	59.8	81.9	90.8	71.1
丰台	51.9	79.4	90.9	61.7
石景山	44.3	77.8	87.1	60.1
门头沟	30.2	60.9	76.7	44.9
房山	35.4	72.7	86.8	53.5
通州	42.8	74.6	85.1	56.3
顺义	46.0	77.9	86.7	61.8
大兴	44.7	75.7	87.3	57.8
昌平	47.8	75.9	84.5	59.6
怀柔	37.0	69.7	80.1	53.1
平谷	36.2	70.4	80.0	54.5
密云	39.2	63.1	82.9	55.4
延庆	44.4	72.0	85.0	60.7

88　按现住址分类。

表 53　2012—2013 学年度北京市各区县中小学生肥胖检出率

区县	小学（%）	初中（%）	高中（%）	合计（%）
东城	20.3	25.0	20.5	21.6
西城	18.2	20.9	18.2	18.9
朝阳	18.5	20.0	18.8	19.0
海淀	20.9	23.5	20.1	21.5
丰台	23.9	25.2	23.0	23.9
石景山	19.2	22.7	20.1	20.0
门头沟	22.2	26.5	20.7	22.9
房山	20.4	24.8	20.5	24.2
通州	21.6	24.8	19.2	20.9
顺义	21.2	25.0	19.6	21.8
大兴	25.2	26.9	21.4	25.0
昌平	22.4	26.9	21.3	23.0
怀柔	25.0	27.3	23.6	25.3
平谷	24.2	21.1	18.2	22.2
密云	19.5	25.8	20.5	21.6
延庆	21.0	21.8	17.4	20.4

表 54　2013 年北京市各区县常住儿童五苗全程基础免疫接种合格率[89]

区县	调查儿童数	合格儿童数	合格率（%）
东城	418	418	100.00
西城	420	420	100.00
朝阳	208	199	95.67
海淀	209	203	97.13
丰台	210	210	100.00
石景山	210	208	99.05
门头沟	209	209	100.00
房山	210	210	100.00
通州	210	208	99.05
顺义	210	210	100.00
大兴	207	198	95.65
昌平	210	209	99.52
怀柔	210	210	100.00
平谷	209	209	100.00
密云	208	208	100.00
延庆	210	209	99.52

89　① 数据来源 2013 年 11~12 月份的全市接种率调查；
　　② 调查儿童出生日期范围：2011 年 1 月 1 日至 2012 年 10 月 31 日；
　　③ 五苗包括卡介苗、脊灰、百白破、麻疹、乙肝。

表 55　2013 年北京市各区县 5 岁儿童乳牙患龋情况

区县	受检人数	患龋率（%）	龋均	充填率（%）
东城	169	55.03	2.91	39.02
西城	182	59.34	2.81	27.15
朝阳	174	54.02	2.18	27.89
海淀	157	65.61	3.10	26.69
丰台	178	65.73	3.99	31.27
石景山	182	56.59	2.51	21.66
门头沟	186	56.45	2.76	17.54
房山	176	81.82	4.90	10.32
通州	180	56.67	2.42	14.91
顺义	176	70.45	3.34	10.22
大兴	181	72.93	3.76	18.36
昌平	175	66.86	4.33	24.93
怀柔	181	52.49	2.13	23.58
平谷	181	68.51	3.74	13.29
密云	183	71.04	3.27	19.40
延庆	182	73.08	4.39	8.76

表 56　2013 年北京市各区县 12 岁儿童恒牙患龋情况

区县	受检人数	患龋率（%）	龋均	充填率（%）
东城	240	26.67	0.47	43.36
西城	242	30.99	0.60	55.48
朝阳	240	35.00	0.68	49.69
海淀	241	30.71	0.65	64.33
丰台	242	27.69	0.60	28.77
石景山	237	22.36	0.42	44.44
门头沟	258	26.74	0.43	24.55
房山	241	26.56	0.46	18.92
通州	241	18.26	0.32	21.05
顺义	234	20.94	0.34	11.25
大兴	242	29.75	0.52	27.78
昌平	221	26.24	0.44	34.69
怀柔	239	26.78	0.46	22.02
平谷	240	27.08	0.50	30.00
密云	224	20.54	0.34	24.68
延庆	240	33.33	0.60	11.72

表 57　2013 年北京市各区县 12 岁儿童牙周健康情况

区县	受检人数	牙龈出血检出率（%）	牙结石检出率（%）
东城	240	59.58	56.25
西城	242	48.35	44.21
朝阳	240	52.50	35.83
海淀	241	49.79	35.27
丰台	242	52.48	41.74
石景山	237	46.41	40.51
门头沟	258	61.63	40.70
房山	241	59.75	50.62
通州	241	51.04	30.71
顺义	234	52.14	36.75
大兴	242	47.52	28.93
昌平	221	45.70	33.48
怀柔	239	56.49	31.80
平谷	240	48.33	40.42
密云	224	58.04	43.75
延庆	240	53.33	33.33

表 58　2013 年北京市窝沟封闭预防龋齿项目服务情况

区县	服务人数			封闭牙数			完好率（%）
	7~9 岁	12~15 岁	总数	第一恒磨牙	第二恒磨牙	总数	
东城	17 557	5924	23 481	25 082	6998	32 080	95.59
西城	16 085	5830	21 915	25 250	6441	31 691	95.34
朝阳	19 350	14 240	33 590	34 261	18 153	52 414	80.36
海淀	32 099	11 921	44 020	75 773	24 572	100 345	95.26
丰台	10 754	4174	14 928	17 404	2757	20 161	90.50
石景山	3730	3405	7135	12 148	4147	16 295	93.17
门头沟	1217	440	1657	4146	793	4939	79.11
房山	5570	4379	9949	12 864	3847	16 711	89.73
通州	5084	213	5297	12 041	648	12 689	90.05
顺义	11 601	7807	19 408	48 307	19 147	67 454	85.64
大兴	8526	1561	10 087	5375	1142	6517	95.90
昌平	7845	535	8380	22 595	1389	23 984	92.17
怀柔	6719	5877	12 596	7698	5877	13 575	95.00
平谷	1677	1935	3612	8519	4666	13 185	97.61
密云	5423	7283	12 706	6694	8562	15 256	82.72
延庆	1702	1424	3126	4502	2863	7365	92.13

表 59　2013 年北京市氟化泡沫预防龋齿项目服务情况

区县	幼儿园数	检查人数	氟泡沫人次
东城	44	14 017	20 456
西城	68	19 787	28 899
朝阳	295	72 112	110 384
海淀	196	62 437	101 790
丰台	171	42 928	68 029
石景山	49	16 838	22 576
门头沟	19	4433	5493
房山	90	15 205	21 790
通州	37	8507	13 701
顺义	51	11 840	21 243
大兴	76	32 810	44 898
昌平	145	29 865	43 093
怀柔	76	9902	13 527
平谷	43	7336	9624
密云	52	13 451	14 314
延庆	25	4695	10 186

表 60　2013 年北京市口腔健康档案建立情况

区县	建档户数	建档人数	口腔检查数	完成 1 次指导(户)	完成 2 次指导(户)	示范家庭达标(户)
东城	209	423	422	208	204	204
西城	206	432	432	206	205	206
朝阳	226	699	699	225	205	111
海淀	175	358	344	166	130	105
丰台	202	454	454	201	200	199
石景山	17	38	38	17	38	11
门头沟	202	422	422	200	201	108
房山	111	279	279	111	111	110
顺义	200	410	410	200	180	180
大兴	110	394	394	110	110	107
昌平	164	368	368	164	163	155
怀柔	159	400	399	158	156	149
平谷	106	234	234	106	105	95
密云	103	233	233	103	103	38

表 61　2013 年北京市各区县社区卫生服务机构建设情况

区县	社区卫生服务中心			社区卫生服务站		
	已建成	正常运行	其中政府办	已建成	正常运行	其中政府办
东城	7	5	5	57	56	56
西城	15	15	15	81	73	73
朝阳	42	42	32	209	200	152
海淀	49	49	23	162	149	78
丰台	23	23	14	146	137	49
石景山	9	9	3	41	38	14
门头沟	11	11	9	34	24	20
房山	24	24	22	243	184	162
通州	19	19	19	137	71	57
顺义	25	25	25	212	167	167
大兴	19	19	17	133	133	110
昌平	16	16	16	122	97	97
怀柔	16	16	16	88	55	55
平谷	18	18	18	147	131	131
密云	19	19	19	98	23	23
延庆	15	15	15	58	58	57

表 62　2013 年北京市各区县社区卫生服务机构人员情况

区县	机构编制数[90]	职工总数[91]	医生[92]	其中:全科医生[93]	护士[94]	专职防保
东城	1553	1095	347	241	292	232
西城	2312	2029	629	341	495	308
朝阳	3756	4795	1669	874	1195	451
海淀	2373	5264	1856	946	1299	212
丰台	1408	2940	1029	469	714	74
石景山	312	926	350	172	241	407
门头沟	547	748	269	118	182	62
房山	2005	1966	724	380	367	107
通州	1717	2343	876	365	582	175
顺义	1619	1751	794	487	315	46
大兴	1807	2681	968	409	603	230

90　机构编制数:各区县政府办社区卫生机构是由编办部门核编,本表是编办核编单位的数据汇总。
91　职工总数为在岗位人数,含超过半年以上的聘用人员。
92　医生为包括执业/助理医师、见习医师(士)、乡村医生,除外专职防保人员。
93　全科医生为注册为全科或取得全科医师岗位证书的医生,除外专职防保人员。
94　护士为年报中人员分类为注册护士或助产士、见习护士、除外专职防保人员。

续表

区县	机构编制数[90]	职工总数[91]	医生[92]	其中:全科医生[93]	护士[94]	专职防保
昌平	1564	1627	528	288	386	199
怀柔	806	977	358	171	156	118
平谷	1106	1188	618	315	165	51
密云	1477	1379	417	208	247	124
延庆	778	831	338	138	148	61

表 63　2013 年北京市各区县社区卫生服务机构诊疗服务情况

区县	诊疗(人次)				出院(人次)
	合计	门诊	急诊	出诊	
东城	2 497 335	2 463 181	9255	24 899	246
西城	2 591 284	2 550 850	133	40 301	181
朝阳	9 225 135	8 962 799	193 316	69 020	3995
海淀	10 169 369	9 646 987	400 987	121 395	4278
丰台	6 914 921	6 805 518	73 733	35 670	3686
石景山	1 723 641	1 672 783	37 630	13 228	517
门头沟	509 246	478 735	6671	23 840	1630
房山	2 799 802	2 767 205	24 424	8173	1532
通州	2 738 137	2 477 550	248 758	11 829	7658
顺义	2 320 433	2 234 782	81 124	4527	1085
大兴	3 152 327	2 944 412	176 276	31 639	8556
昌平	2 693 706	2 572 250	105 655	15 801	164
怀柔	930 348	874 330	40 610	15 408	287
平谷	1 577 970	1 511 465	57 725	8780	754
密云	1 796 812	1 488 091	283 138	25 583	1576
延庆	988 971	925 573	39 763	23 635	1652

表 64　2013 年北京市各区县社区卫生服务机构健康档案建立及使用情况

区县	居民健康档案(份)	建档率(%)[95]	电子建档率(%)[96]	使用率(%)[97]
东城	919 000	101.21	101.10	31.98
西城	965 485	75.02	74.10	70.83
朝阳	2 821 474	75.34	67.96	20.75

95　健康档案建档率 = 建档人数 / 辖区内常住居民数 ×100%;常住人口计算依据为北京市统计局公布 2012 年末常住人口数。
96　电子健康档案建档率 = 建立电子健康档案人数 / 辖区内常住居民数 ×100%。
97　使用率 = 一年内使用过的居民健康档案 / 居民个人健康档案份数 ×100%。

续表

区县	居民健康档案(份)	建档率(%)[95]	电子建档率(%)[96]	使用率(%)[97]
海淀	1 795 478	87.94	66.85	33.30
丰台	531 656	81.10	71.94	25.94
石景山	3 063 795	83.20	79.24	28.01
门头沟	245 312	82.32	77.03	28.72
房山	781 411	79.25	74.50	48.58
通州	1 029 105	79.71	77.55	42.72
顺义	701 394	72.97	69.12	31.80
大兴	1 480 813	73.15	70.14	43.35
昌平	1 075 259	80.92	68.22	38.40
怀柔	243 857	64.68	63.69	37.37
平谷	315 447	75.11	74.75	52.23
密云	433 222	91.40	91.01	40.40
延庆	292 237	92.19	73.84	39.24

表 65　2013 年北京市各区县社区卫生服务机构家庭医生式服务情况

区县	本期末累计签约总户(份)数	本期末累计签约总人数	重点人群签约人数	其中四种慢性病患者签约人数	其中 65(含)岁以上老年签约人数
东城	202 291	512 288	253 788	156 818	136 168
西城	266 906	496 149	254 765	183 373	147 758
朝阳	1 096 640	2 037 153	657 487	338 134	395 983
海淀	721 811	1 577 311	785 245	554 790	331 388
丰台	311 741	688 252	382 517	275 037	211 685
石景山	157 013	402 885	136 822	88 021	61 611
门头沟	79 540	193 082	60 642	37 584	32 550
房山	182 687	423 203	166 354	100 941	65 766
通州	172 315	403 604	211 061	124 696	107 565
顺义	192 207	558 398	207 126	131 918	72 477
大兴	145 766	341 344	183 343	115 499	94 803
昌平	361 199	816 215	369 330	201 019	109 678
怀柔	83 016	188 899	93 504	36 178	34 538
平谷	73 830	163 752	83 706	53 861	36 196
密云	90 789	191 912	75 691	41 300	48 663
延庆	44 144	68 105	49 212	32 977	31 010

表 66　2013 年北京市各区县蚊、蝇、蟑螂、鼠密度情况

区县	蚊密度只/(灯·小时)	蝇密度只/(笼·天)	蟑螂密度只/(张·夜)	鼠密度阳性率(%)
东城	0.41	8.34	0.07	0.00
西城	0.20	1.74	0.01	0.49
朝阳	2.42	11.05	0.13	0.78
海淀	1.48	6.43	0.03	0.14
丰台	0.18	29.84	0.06	0.76
石景山	0.96	1.19	0.01	0.22
门头沟	0.24	0.49	0.004	0.17
房山	1.16	1.86	0.08	0.41
通州	0.80	1.38	0.002	0.00
顺义	1.75	8.15	0.07	0.00
大兴	0.83	2.87	0.02	0.00
昌平	0.41	2.65	0.001	0.00
怀柔	0.53	3.02	0.001	0.17
平谷	0.36	1.84	0.06	0.17
密云	1.05	2.14	0.03	0.25
延庆	3.05	10.94	0.01	0.00

表 67　2013 年北京市各区县痢疾发病情况

区县	发病数(人)	发病率(1/10 万)
东城	843	86.0
西城	896	67.6
朝阳	1197	32.1
海淀	1913	55.8
丰台	2023	90.5
石景山	441	67.6
门头沟	266	86.0
房山	775	77.6
通州	620	49.6
顺义	215	23.3
大兴	349	23.7
昌平	629	36.1
怀柔	316	78.8
平谷	462	102.4
密云	207	43.8
延庆	160	50.2

表 68　2013 年北京市各区县手足口病发病情况

区县	发病数（人）	发病率（1/10 万）
东城	660	67.4
西城	1255	94.7
朝阳	5767	154.4
海淀	4149	121.0
丰台	3845	172.0
石景山	1203	184.4
门头沟	506	163.6
房山	1808	181.1
通州	3565	285.3
顺义	1846	199.9
大兴	3461	235.4
昌平	3282	188.3
怀柔	580	144.6
平谷	504	111.7
密云	903	190.9
延庆	429	134.6

表 69　2013 年北京市各区县手足口病聚集性疫情发生起数

区县	一般聚集	暴发	合计
东城	29	0	29
西城	54	1	55
朝阳	42	0	42
海淀	64	0	64
丰台	61	0	61
石景山	9	1	10
门头沟	22	0	22
房山	56	0	56
通州	11	0	11
顺义	44	0	44
大兴	46	0	46
昌平	69	0	69
怀柔	23	0	23
平谷	17	0	17
密云	64	0	64
延庆	11	0	11

表 70   2013 年北京市各区县猩红热发病情况

区县	病例数（人）	发病率（1/10 万）
东城	55	5.61
西城	197	14.87
朝阳	300	8.03
海淀	359	10.47
丰台	252	11.27
石景山	61	9.35
门头沟	71	22.95
房山	81	8.11
通州	115	9.20
顺义	58	6.28
大兴	196	11.24
昌平	263	17.89
怀柔	8	1.99
平谷	11	2.44
密云	9	1.90
延庆	12	3.76

表 71   2013 年北京市各区县麻疹发病情况 [98]

区县	确诊病例数（人）	报告发病率（1/100 万）
东城	22	22.45
西城	28	21.13
海淀	48	14.00
朝阳	97	25.97
丰台	89	39.81
石景山	17	26.06
门头沟	3	9.70
房山	13	13.02
通州	34	27.21
顺义	33	35.74
大兴	102	69.39
昌平	55	31.55
怀柔	1	2.49
平谷	2	4.43
密云	17	35.93
延庆	1	3.14

98 采用 2012 年人口普查数为分母。

表 72　2013 年北京市各区县户籍人口报告接种情况 -1

区县	脊灰				百白破			
	基础免疫		加强免疫		基础免疫		加强免疫	
	实种数	接种率(%)	实种数	接种率(%)	实种数	接种率(%)	实种数	接种率(%)
东城	11 891	100.00	4097	100.00	12 255	100.00	3659	100.00
西城	17 014	100.00	4986	100.00	17 631	100.00	5733	100.00
朝阳	76 092	100.00	21 414	99.99	76 890	100.00	23 783	100.00
海淀	34 996	100.00	12 298	100.00	35 916	99.99	13 050	99.92
丰台	12 200	100.00	3660	100.00	12 413	100.00	4114	100.00
石景山	41 984	99.96	15 319	99.96	43 303	99.97	15 386	99.97
门头沟	5730	100.00	1907	100.00	5916	100.00	2292	100.00
房山	23 797	99.92	6425	99.91	23 674	99.91	7128	99.89
通州	26 142	100.00	7717	99.99	26 703	100.00	8779	100.00
顺义	19 280	99.98	5191	99.98	19 866	99.98	6316	99.94
大兴	31 111	100.00	7956	100.00	31 977	100.00	10 088	100.00
昌平	26 052	100.00	6290	100.00	26 193	100.00	8310	100.00
怀柔	7878	100.00	2517	100.00	8104	100.00	2681	100.00
平谷	10 937	100.00	2885	100.00	10 850	100.00	3502	100.00
密云	10 385	99.94	3303	99.85	10 573	99.96	3498	99.86
延庆	7130	100.00	2111	100.00	6991	100.00	2065	100.00

表 73　2013 年北京市各区县户籍人口报告接种情况 -2

区县	乙脑				白破			
	基础免疫		加强免疫		基础免疫		加强免疫	
	实种数	接种率(%)	实种数	接种率(%)	实种数	接种率(%)	实种数	接种率(%)
东城	4555	100.00	3757	100.00	0	0	4591	99.80
西城	6563	100.00	5502	100.00	1	100.00	4398	100.00
朝阳	28 142	100.00	22 437	99.84	158	100.00	12 875	99.89
海淀	15 709	100.00	12 460	100.00	24	100.00	10 128	100.00
丰台	4589	100.00	3701	100.00	0	0	2608	100.00
石景山	17 047	99.97	14 668	99.96	0	0	12 724	100.00
门头沟	2277	100.00	2015	100.00	3	100.00	1345	100.00
房山	8336	99.92	6895	99.91	178	100.00	4041	100.00
通州	9905	100.00	8293	99.98	0	0	5473	100.00
顺义	7417	99.97	6168	99.97	1	100.00	6275	99.94
大兴	11 318	100.00	9722	100.00	7	100.00	5917	100.00
昌平	9545	100.00	7663	100.00	2	100.00	4981	99.84
怀柔	3079	100.00	2341	100.00	0	0	2044	100.00
平谷	3802	100.00	3252	100.00	3	100.00	3873	100.00
密云	3851	99.87	3308	99.79	5	100.00	3350	97.21
延庆	2373	100.00	2061	100.00	2	100.00	2101	100.00

表 74　2013 年北京市各区县户籍人口报告接种情况 -3

区县	甲肝				乙肝			
	基础免疫		加强免疫		基础免疫		加强免疫	
	实种数	接种率(%)	实种数	接种率(%)	实种数	接种率(%)	实种数	接种率(%)
东城	4161	100.00	3661	100.00	12 151	100.00	6885	99.78
西城	6439	100.00	5886	100.00	17 679	100.00	6705	100.00
朝阳	25 473	100.00	25 150	100.00	76 530	99.98	4675	100.00
海淀	14 611	100.00	13 817	100.00	43 324	99.99	4087	99.83
丰台	5640	100.00	3703	99.97	14 505	99.99	1308	100.00
石景山	17 084	99.99	16 019	99.98	49 079	99.99	7220	99.79
门头沟	2303	100.00	2069	100.00	6291	100.00	741	100.00
房山	7437	99.97	6666	99.97	23 146	99.91	4487	99.34
通州	9218	100.00	8592	100.00	27 488	100.00	4101	100.00
顺义	8090	99.99	4859	99.96	18 429	99.99	3917	100.00
大兴	10 337	100.00	9522	100.00	28 092	100.00	2892	100.00
昌平	8978	100.00	8065	100.00	25 622	99.90	4092	100.00
怀柔	3059	100.00	2703	100.00	7584	100.00	1609	100.00
平谷	3609	100.00	3262	100.00	10 710	100.00	1923	100.00
密云	3604	99.94	3404	99.74	10 414	99.91	2569	100.00
延庆	2372	100.00	2257	100.00	6840	99.99	1689	100.00

表 75　2013 年北京市各区县户籍人口报告接种情况 -4

区县	麻风		麻风腮		流脑			
	基础免疫		加强免疫		基础免疫		加强免疫	
	实种数	接种率(%)	实种数	接种率(%)	实种数	接种率(%)	实种数	接种率(%)
东城	4534	100.00	9402	100.00	8894	100.00	9623	100.00
西城	7063	100.00	12 119	100.00	13 634	100.00	9692	100.00
朝阳	29 146	100.00	44 070	99.99	56 813	100.00	25 959	99.98
海淀	15 506	100.00	26 458	100.00	30 007	100.00	15 637	100.00
丰台	5471	100.00	8050	100.00	9508	100.00	4552	100.00
石景山	19 396	99.97	35 622	99.97	35 206	99.98	23 330	99.97
门头沟	2199	100.00	4332	100.00	4456	100.00	2475	100.00
房山	8492	99.93	13 691	99.89	16 328	99.91	9848	99.69
通州	9931	100.00	16 156	99.99	19 809	99.99	11 094	100.00
顺义	7560	99.99	12 009	99.98	14 642	99.98	8520	99.99
大兴	11 507	100.00	17 643	100.00	22 288	100.00	11 819	100.00
昌平	9209	100.00	15 344	100.00	18 480	100.00	10 445	100.00
怀柔	2857	100.00	5564	100.00	5785	100.00	4140	100.00
平谷	3632	100.00	6185	100.00	7325	100.00	4007	100.00
密云	3706	99.87	7599	99.86	7492	99.93	5382	99.96
延庆	2358	100.00	5031	100.00	4589	100.00	3602	100.00

表 76　2013 年北京市各区县非京籍人口报告接种情况 -1

区县	脊灰				百白破			
	基础免疫		加强免疫		基础免疫		加强免疫	
	实种数	接种率(%)	实种数	接种率(%)	实种数	接种率(%)	实种数	接种率(%)
东城	7099	100.00	1986	100.00	7805	100.00	2591	100.00
西城	9543	100.00	2909	100.00	10 593	100.00	3312	100.00
朝阳	86 514	99.98	26 879	99.96	82 545	99.98	27 081	99.98
海淀	39 891	100.00	13 230	100.00	41 774	100.00	13 722	100.00
丰台	8445	100.00	2692	100.00	9174	99.99	2927	100.00
石景山	38 445	99.97	13 920	99.97	40 204	99.98	13 688	99.97
门头沟	1977	100.00	952	100.00	2154	100.00	885	100.00
房山	9967	99.88	3537	99.86	10 457	99.88	3574	99.86
通州	33 961	100.00	10 387	99.99	36 621	100.00	12 518	99.99
顺义	17 760	99.98	6103	99.98	18 829	99.98	6288	99.98
大兴	46 710	100.00	15 358	100.00	50 177	100.00	17 969	100.00
昌平	43 050	100.00	12 020	100.00	46 271	100.00	15 363	100.00
怀柔	3448	100.00	1402	100.00	3680	100.00	1410	100.00
平谷	1758	100.00	614	100.00	1873	100.00	682	100.00
密云	2702	99.89	1201	99.75	2855	99.86	1106	99.73
延庆	1093	100.00	448	100.00	1117	100.00	404	100.00

表 77　2013 年北京市各区县非京籍人口报告接种情况 -2

区县	乙脑				白破			
	基础免疫		加强免疫		基础免疫		加强免疫	
	实种数	接种率(%)	实种数	接种率(%)	实种数	接种率(%)	实种数	接种率(%)
东城	3115	100.00	2660	100.00	3	100.00	1187	99.75
西城	3707	100.00	3213	100.00	6	100.00	1839	100.00
朝阳	29 245	99.97	25 830	99.95	468	100.00	16 903	99.96
海淀	16 267	100.00	13 009	100.00	191	100.00	8314	100.00
丰台	3411	100.00	2745	100.00	35	100.00	1423	100.00
石景山	14 670	99.96	13 819	99.98	0	0	60 614	99.79
门头沟	784	100.00	832	100.00	6	100.00	498	100.00
房山	3700	99.89	3613	99.83	157	100.00	1881	100.00
通州	12 998	99.99	11 753	99.99	9	100.00	5119	100.00
顺义	6609	99.98	6673	99.99	138	100.00	4232	99.95
大兴	17 542	100.00	16 679	100.00	160	100.00	9979	100.00
昌平	16 000	100.00	13 923	100.00	67	100.00	7079	99.70
怀柔	1348	100.00	1350	100.00	1	100.00	974	100.00
平谷	726	100.00	637	100.00	1	100.00	298	100.00
密云	1135	99.65	1095	99.82	53	100.00	635	96.36
延庆	452	100.00	419	100.00	0	0	417	95.42

表 78　2013 年北京市各区县非京籍人口报告接种情况 -3

区县	甲肝				乙肝			
	基础免疫		加强免疫		基础免疫		加强免疫	
	实种数	接种率(%)	实种数	接种率(%)	实种数	接种率(%)	实种数	接种率(%)
东城	2903	100.00	2525	100.00	6832	100.00	951	99.48
西城	3664	100.00	3338	100.00	8926	100.00	1418	100.00
朝阳	30 083	99.98	29 844	99.97	79 734	99.85	5191	100.00
海淀	15 762	100.00	14 524	100.00	38 469	100.00	1799	99.78
丰台	3511	99.97	2705	100.00	8770	99.98	462	100.00
石景山	14 870	99.99	14 272	99.99	38 891	99.99	2799	99.71
门头沟	850	100.00	875	100.00	2469	100.00	173	100.00
房山	3806	99.95	3452	99.94	8886	99.90	1279	99.30
通州	13 432	99.99	11 884	100.00	34 469	100.00	1235	100.00
顺义	8109	99.99	6151	99.98	15 099	99.99	1465	100.00
大兴	17 542	100.00	16 538	100.00	40 651	100.00	2235	100.00
昌平	16 133	100.00	14 103	100.00	37 223	99.94	2231	100.00
怀柔	1533	100.00	1401	100.00	2942	100.00	295	100.00
平谷	767	100.00	671	100.00	1569	100.00	58	100.00
密云	1152	100.00	1100	100.00	2212	99.68	129	100.00
延庆	437	100.00	446	100.00	1042	100.00	133	100.00

表 79　2013 年北京市各区县非京籍人口报告接种情况 -4

区县	麻风基础免疫		麻风腮加强免疫		麻疹加强免疫	
	实种数	接种率(%)	实种数	接种率(%)	实种数	接种率(%)
东城	3063	100.00	5222	100.00	0	0.00
西城	4261	100.00	7211	100.00	317	100.00
朝阳	31 324	99.66	54 557	99.97	6090	99.90
海淀	17 130	100.00	27 867	99.99	98	100.00
丰台	3656	100.00	5892	100.00	738	100.00
石景山	16 960	99.98	30 209	99.98	36 840	99.89
门头沟	877	100.00	1807	100.00	0	0.00
房山	4058	99.88	7181	99.87	78	100.00
通州	14 642	100.00	21 701	100.00	291	100.00
顺义	7311	99.96	13 332	99.99	1606	99.88
大兴	19 178	100.00	32 395	100.00	14 852	100.00
昌平	17 448	100.00	27 363	100.00	9654	100.00
怀柔	1382	100.00	2785	100.00	197	100.00
平谷	705	100.00	1289	100.00	132	100.00
密云	1145	99.74	2496	99.76	0	0.00
延庆	413	100.00	908	100.00	631	97.53

表 80　2013 年北京市各区县非京籍人口报告接种情况 -5

区县	流脑基础免疫		流脑加强免疫	
	实种数	接种率（%）	实种数	接种率（%）
东城	6240	100.00	3336	100.00
西城	8367	100.00	6077	100.00
朝阳	63 161	99.97	34 543	99.90
海淀	33 440	100.00	18 652	100.00
丰台	7161	100.00	4089	100.00
石景山	31 047	99.87	18 655	99.96
门头沟	1691	100.00	1621	100.00
房山	7849	99.85	4721	99.64
通州	29 479	100.00	14 035	100.00
顺义	14 295	99.99	8393	99.99
大兴	38 774	100.00	20 346	100.00
昌平	36 076	100.00	17 751	100.00
怀柔	2861	100.00	1917	100.00
平谷	1467	100.00	839	100.00
密云	2355	99.96	1404	99.93
延庆	850	100.00	621	100.00

表 81　2013 年北京市各区县专项体检情况 [99]

区县	机动车驾驶员		残疾人机动轮椅车驾驶员		药品从业人员		教师资格认定	
	体检人数	合格率(%)	体检人数	合格率(%)	体检人数	合格率(%)	体检人数	合格率(%)
东城	25 051	99.8	159	100.0	2673	94.9	1072	100.0
西城	24 284	99.5	140	97.9	1677	86.6	1563	100.0
朝阳	114 227	97.5	208	75.0	2918	95.5	1187	100.0
海淀	32 539	99.5	101	95.0	1607	99.5	4515	100.0
丰台	24 483	98.7	56	83.9	978	99.2	743	99.9
石景山	11 870	99.8	0	—	324	100.0	243	100.0
门头沟	16 982	98.9	21	100.0	405	99.0	257	100.0
房山	38 070	99.7	0	—	0	—	556	100.0
通州	41 741	99.8	34	91.2	376	97.1	915	99.8
顺义	9921	99.3	14	92.9	1810	96.0	861	99.7
大兴	30 057	97.6	28	100.0	560	87.3	528	100.0
昌平	38 643	99.2	34	94.1	1555	89.5	731	97.7
怀柔	20 692	99.6	20	100.0	48	100.0	192	100.0
平谷	19 889	99.8	0	—	106	93.4	226	91.6
密云	22 507	97.1	0	—	157	100.0	194	100.0
延庆	15 935	99.6	11	81.8	59	89.8	279	100.0

99　数据分别来源于承担北京市机动车驾驶员体检、残疾人机动轮椅车驾驶员体检、药品从业人员体检和教师资格认定体检的医疗机构。

表 82　2006—2013 年北京市各区县健康促进示范村建设情况

区县	年份								合计
	2006	2007	2008	2009	2010	2011	2012	2013	
朝阳	3	4	4	4	2	0	0	0	17
海淀	2	3	6	6	6	5	3	0	31
丰台	2	12	13	11	2	3	2	0	45
门头沟	5	10	16	14	9	2	11	0	67
房山	10	11	21	13	17	11	5	7	95
通州	9	10	20	18	15	17	17	18	124
顺义	9	10	27	5	7	7	6	19	90
大兴	9	10	14	10	7	3	3	2	58
昌平	6	10	10	6	3	3	4	3	45
怀柔	7	14	19	13	14	17	12	10	106
平谷	6	10	15	13	4	5	8	8	69
密云	6	9	16	24	10	16	0	9	90
延庆	6	10	15	18	15	15	14	6	99

表 83　2006—2013 年北京市各区县健康社区建设情况

区县	年份								合计
	2006	2007	2008	2009	2010	2011	2012	2013	
东城	47	72	20	8	8	9	4	4	172
西城	35	27	49	35	19	26	13	8	212
朝阳	7	3	4	6	11	12	19	11	73
海淀	28	56	17	40	63	39	20	29	292
丰台	13	39	60	26	11	11	7	12	179
石景山	27	17	7	8	7	9	5	4	84
门头沟	20	10	11	9	5	2	4	0	61
房山	0	2	11	5	3	3	2	3	29
通州	2	9	12	13	8	5	5	7	61
顺义	13	21	2	2	0	0	0	2	40
大兴	0	0	6	11	6	5	5	4	37
昌平	0	5	2	1	2	4	1	2	17
怀柔	7	3	5	0	4	3	5	0	27
平谷	1	2	1	3	2	3	3	2	17
密云	0	6	6	8	4	6	0	0	30
延庆	0	0	0	0	3	3	3	1	10
燕山	—	—	—	—	4	4	6	10	24

十二、附件 指标说明

1. 死因统计指标

死亡率:或称总死亡率,粗死亡率,指某地某年平均每千人口中的死亡数,它反映居民总的死亡水平,其计算公式为:

$$死亡率 = \frac{同年内死亡人数}{某年平均人口数} \times 1000‰$$

死亡顺位:是指按各类死因构成比的大小由高到低排列的位次,说明各类死因的相对重要性。

期望寿命:或称平均预期寿命,是指假若当前的分年龄死亡率保持不变,同一时期出生的人预期能继续生存的平均年数。它是衡量一个社会的经济发展水平及医疗卫生服务水平的综合反映。北京市期望寿命采用蒋庆琅简略寿命表法计算。

健康期望寿命:指一个人在完全健康状态下生存的平均年数。其计算采用世界卫生组织推荐的自报健康资料和 Sullivan 法。

内分泌、营养和代谢及免疫疾病:按照国际疾病分类(简称 ICD)原则来划分的一类疾病总称,包括甲状腺疾患、糖尿病、葡萄糖调节和胰腺内分泌的其他疾患、其他内分泌腺疾患、营养不良、其他营养缺乏、肥胖症和其他营养过度以及代谢紊乱。

2. 慢性非传染性疾病指标

代谢综合征:采用国际糖尿病联盟(IDF)诊断标准:以中心性肥胖(男性腰围≥90cm,女性≥80cm)为基本条件,合并以下 4 项指标中任意 2 项:①甘油三酯水平升高:>150mg/dl(1.7mmol/L),或已接受相应治疗;②高密度脂蛋白胆固醇水平降低:男性<40mg/dl(1.03mmol/L);女性<50mg/dl(1.29mmol/L),或已接受相应治疗;③血压升高:收缩压≥130mmHg 或舒张压≥85mmHg,或已接受相应治疗或此前已诊断高血压;④空腹血糖升高:空腹血糖≥100mg/dl(5.6mmol/L),或已接受相应治疗或此前已诊断糖尿病。

高血压:在未用抗高血压药物的情况下,收缩压≥140mmHg 和(或)舒张压≥90mmHg,称高血压。患者既往有高血压史,目前正在用抗高血压药,血压虽然低于 140/90mmHg,亦应该诊断为高血压。

糖尿病：空腹血糖≥7.0mmol/L（126mg/dl），或自报曾被社区医生诊断为糖尿病。

血脂异常：血脂异常诊断标准采用国际通用标准（ATP Ⅲ）：高总胆固醇血症为≥6.22mmol/L；高低密度脂蛋白血症为≥4.14mmol/L；高甘油三酯血症为≥2.26mmol/L；低高密度脂蛋白血症为 <1.04mmol/L。以上任何一项异常都判定为血脂异常。

吸烟者采用 WHO 目前吸烟标准：到目前为止，累计吸烟至少 100 支，且目前仍然吸烟。

3. 传染病指标

$$报告发病率（1/10 万）=\frac{年内报告发病总数}{当年辖区人口总数}\times 100\ 000$$

$$报告死亡率（1/10 万）=\frac{年内报告死亡总数}{当年辖区人口总数}\times 100\ 000$$

$$病死率（\%）=\frac{当年因某病死亡数}{当年某病报告新发病例数}\times 100\%$$

注："病死率"分子、分母的统计条件分别同"报告死亡数"和"报告新发病例数"。

DOTS 策略包括五个基本要素，即：①政府对结核病规划的承诺；②通过痰涂片镜检发现病人；③在正确的管理下，至少对所有痰涂片阳性的结核病人，给予标准的短程化疗；④建立正规的药物供应系统；⑤建立对规划执行的监督、评价系统。

4. 学生常见病指标

视力不良：双眼裸眼远视力均在 5.0 及 5.0 以上者为视力正常，凡单眼或双眼远视力低于 5.0 者为视力不良。

$$视力不良率（\%）=\frac{视力不良人数}{受检人数}\times 100\%$$

肥胖：采用 1985 年全国体质调查所得的 7~22 岁身高标准体重值评价肥胖。

$$肥胖检出率（\%）=\frac{肥胖人数}{受检人数}\times 100\%$$

贫血：采用 WHO 儿童青少年血红蛋白评价贫血的标准（生活于海平面）。

儿童青少年血红蛋白评价贫血的标准

年龄（岁）	血红蛋白（低于以下数值）（g/L）
6~59 月龄	110
5~11	115
12~14	120
15 岁以上女生	120
15 岁以上男生	130

$$缺铁性贫血检出率(\%)=\frac{血红蛋白值低于参考标准值的学生数}{受检学生数}\times100\%$$

沙眼：

$$沙眼检出率(\%)=\frac{沙眼检出人数}{受检人数}\times100\%$$

牙周健康：以口腔 6 个区段指数牙周围的牙龈检查结果代表牙周健康情况，6 个区段指数牙的牙龈均无炎症(充血、水肿、出血等)、无牙结石即为牙周健康。

六个区段为：

7-4	3—3	4-7
7-4	3—3	4-7

指数牙 6 颗，每个区段有 1 颗指数牙，分别为 4 颗第一恒磨牙和左上、右下中切牙。

$$牙周健康人数百分比(15 岁)=\frac{六个牙周区段健康人数}{受检人总数}\times100\%$$

伤害事件：界定标准采用中华预防医学会伤害预防与控制分会颁布的《伤害流行病学界定标准》，即经医疗单位诊断为某一类损伤或因损伤请假(休工、休学、休息)1 日以上。

5. 虫媒指标

蚊密度：指一定时间内单位面积或空间中监测到的蚊虫数量。北京市监测采用二氧化碳诱蚊灯法，密度单位为只/(灯·小时)(监测时间：日落前后 2 小时)，即每台诱蚊灯每小时诱蚊的只数，每年 5~10 月进行，每旬监测 1 次。

蝇密度：指一定时间内单位面积或空间中监测到的蝇类数量。北京市蝇密度监测采用笼诱法，密度单位为只/(笼·天)(监测时间：上午 9 时至下午 15 时)，即每个诱蝇笼每天诱蝇只数，每年 4~10 月进行，每旬监测 1 次。

蟑螂密度：指一定时间内单位面积或空间中监测到的蟑螂数量。北京市监测采用粘捕法，密度单位为只/(张·夜)(监测时间：每夜)，即每张粘蟑纸每夜粘捕到蟑螂的只数，全年进行监测，每月监测 1 次。

鼠密度：指一定时间内单位面积或空间中监测到的鼠类数量或活动量，采用夹夜法，单位为阳性率(%)(监测时间：每夜)，即每 100 夹每夜捕获鼠的百分数，全年进行监测，每月监测 1 次。

6. 观察生存率

恶性肿瘤患者的观察生存率应用寿命表法进行计算，以累积生存概率来估计 5 年生存率。

7. 产前筛查

包括孕 15~20 周的唐氏综合征筛查和孕 20~24 周超声筛查。主要是对常见染色体畸形和严重的体表畸形进行筛查。

8. 产前诊断

采用影像学(如超声)、生物化学、细胞遗传学以及分子生物学等技术,对胎儿是否患有某些遗传性疾病和严重的先天畸形进行诊断。

9. 健康素养

健康素养是指个人获取、理解基本健康信息和服务,并运用这些信息和服务做出正确决策,以维护和促进自身健康的能力。

健康素养分成基本知识和理念、健康生活方式与行为、健康技能三个方面,分为科学健康观、健康信息的获取与应用、日常保健、安全与急救、传染病预防、慢性非传染性疾病预防、基本医疗素养七类健康问题。